嘘を生きる人 妄想を生きる人

個人神話の創造と病

武野俊弥
Shun-ya Takeno

新曜社

まえがき

オウム真理教〔現 アーレフ〕による地下鉄サリン事件が発生して十年が過ぎようとするいま、この不幸な体験を風化させることなく、それに真摯に向きあってゆくことが、同じ時代を生きてきたわれわれの責務と思われる。なぜ人を救うはずの宗教がこのような未曾有の大惨事を引き起こしてしまったのか？　宗教家のみならず、こころの問題に深く関わる精神療法家などの専門家はもちろんのこと、この現代という混迷の時代にあってこころの問題に真剣な関心を寄せているすべての人びとに対して、簡単には答えることを許さない難問が突きつけられたのである。

本書は、宗教や精神療法といったいわば「魂の救済システム」に深く結びついた虚構性ないし虚偽性がもつ破壊性の問題を、おもにオウム真理教およびそれが体現している〝空想虚言症〟を導きの糸としながら論じようとするものである。とりわけその虚構性ないし虚偽性が「パワー原理」と結びついたときにいかに危険なものとなるかを、種々の素材を用いながら、精神療法にひそむ〈影〉の問題として、具体的に呈示してゆくつもりである。しかしそれと同時に、虚構性や虚偽性のなかに秘められている創造性の芽を見落とすわけにはいかない。この創造性の芽が十全に花開くための「土壌」とはなにかを考えてゆくことも本書の目的である。すなわち魂（およびその救済システム）に内在する虚構性ないし虚偽性は、創造的で生きたものともなれば、破壊的で病んだものともなりうるのである。その両義性について、個人神話の視点をとおして考察を深めてゆきたい。

本書は、現代を生きるわれわれの喉元に突きつけられた上述の難問に「正解」を提供するためのものではない。そのような正解はどこにもないというべきであろう。むしろその難問に真摯に向きあい続ける態度にこそ意味があると思われる。したがって本書は、その専門の如何を問わず〝魂の実相〟に深くこころを寄せる人びとが、ひとりでも多くその問題に向きあう契機となることを願うものである。

目次

装丁　上野かおる

嘘を生きる人　妄想を生きる人

――個人神話の創造と病

しかしぼくの物語は、ぼくにとって、ある作家から見たかれの物語よりも、さらに重要である。つまり、それはぼく自身の物語であって、ある人間の――仮構の、ありうる、観念上の、またはそれ以外のいみで実在しない人間の物語ではなく、現実の、ただ一度きりの、生きた人間の物語だからである。

ところがどんな人間でも、ただかれ自身であるばかりでなく、なおまた、一回かぎりの、まったく特別な、あらゆる場合に重要な、注目すべき一点をなしていて、その一点で世界のいろんな現象が、あとにもさきにもただ一回かぎりのすがたで、出会うわけなのである。だから、どんな人間の物語も、重要で、不朽で、神々しい。

ヘルマン・ヘッセ『デミアン』〔実吉捷郎訳〕

序章　生きた神話と病んだ神話

これから、現代を生きるわれわれの生と病のリアリティを探ってゆくことになるのだが、それに際しては、われわれ一人ひとりがみずからを深くかえりみるためにも、古今のさまざまな生の実相をたどるのがよいかもしれない。またその羅針盤として、本書では折々に、カール・グスタフ・ユングによる無意識の心理学が参照されることになるだろう。

神話・虚言・妄想

ところでユング派の分析とは、無意識の「神話を生み出す力」(1)をたよりに、分析を受けている人の生を豊かに支えてくれるその人なりの意味深い固有の物語、すなわち被分析者の〝個人の神話〟を新たにつむぎ出してゆく作業である。ここでいう神話とは、われわれの生に根源的な存在の基盤を与え、この世とあの世、また過去と現在と未来を含んだ意味ある全体性のなかにわれわれの生をしっかりと根づかせてくれるものである。つまり、そういった、われわれの生を本源的なところで支え、規定し、またそれに形を与えてくれるようなわれわれ個人の神話を見出し、そしてそれを主体的に生きてゆくことこそがわれわれの「生の課題」である、とユングは考えたのである。

しかし、われわれが生きている〝個人の神話〟がいつも健康なものであるとはかぎらない。神話すなわちギリシア語でいうミュートス *mûthos*（そこから派生して英語で myth、仏語で mythe、独語で Mythos）も病むことがあり、実際、フランスのエルネスト・デュプレは一九〇五年に「真実を改変し、嘘をつき、空想的な物語を作り出す」病的体質をミトマニー *mythomanie*(2)と名づけた。これは字義どおりに訳せば「神話の狂気」となるが、日本語では「虚言症」と訳されている。すなわち病んだ神話とは〝虚言〟ということになる。

さらに〝妄想〟といわれるものも、みずからが体験している訳のわからない混沌とした病的世界になんとか方向性と秩序を与えて、それを必死に理解しようとする、病者の試みなのであり、外的世界での妥当性に欠け、やはり不健全なものとはいえ、これもひとつの〝個人神話〟の創造に他ならない。

実際、私は日々の臨床の折々に、「生きた個人神話と、妄想ないし嘘との違いとはなにか？」ということを否応なしに考えさせられる事態にぶつかることがしばしばある。最近の経験からひとつ印象的な例を拾ってみたい。

影に惹かれたK介

東北の寒村で生育したK介は、中学のころよりテクノ音楽にはまり、仲間とバンドを組んだりして熱心に音楽活動に励んでいた。高校二年で東京に転居するも、さっそく言葉の壁にぶちあたった。つまり、方言でないと自分の感情をうまく伝えられず、標準語では言葉がうわすべりして嘘っぽく感じられてしまい、なにも喋れなくなり、まったくの孤独感・疎外感を味わうようになったのである。ついには高校の修学旅行中に急性幻覚妄想状態で統合失調症[3]を発症してしまうが、その病像の中心は「なにか新興宗教の組織のようなものが自分を取り込もうと仕組んでいる」という妄想であった。その後、家にこもって作曲活動に取り組むも、芽が出ず、プロになるのは諦めてアルバイトを始めるとまた幻覚妄想が再燃する、ということをくり返し、発症七年目にして私のクリニックを訪れた。

その後二年間で、音楽は趣味として楽しみつつ、なんとか自立できるだけのお金をアルバイトで稼げるようになったものの、友だちがおらず孤独な日々を送っていた。また、被害的な幻聴や妄想の残滓にも時おり悩まされ、症状的には一進一退を続けていた。そんなある日、仲間との触れあいを求めて、自分のような内向的で人づきあいの下手な人のためのサークルはないかとインターネットを調べていたら、都内某所にあるトランスパーソナル系のカウンセリングの研究所が、自分のような悩みを抱えた人のための集いや勉強会を主催していることを知り、さっそく参加してみることにした。

そこの雰囲気が性に合い、居心地の良さを感じたK介は、熱心に勉強会に通うようになり、やがてそこでユング心理学やヨーガなどに出会って興味をもつようになった。それまでユング派の分析家としてではなくもっぱら統合失調症の専門医として彼に関わってきた私は、思いもよらぬところでユング心理学に遭遇した彼の布置に驚きながらも、その布置を肯定的に受けとめていた。とりわけK介は「ペルソナ」と「影」に興味を抱き、『僕にはまだペルソナすらないような気がする……』などと自己への気づきを深めていった。さらに彼は『心理学、とりわけユング心理学の勉強をするようになって、無意識が自分のこころのなかに流れ込んでくるような体験を少し味わった。でも前みたいに悪いばかりではない。否定的に「見られている」というだけでなく、肯定的に「見守られている」という感覚も少し味わうことができるようになってきた』と語るようになり、無意識との関係が一面的に否定的なだけではなく少し中立的なものに変化しつつあることがうかがえた。

この研究所の勉強会に居場所を見出したK介は、充実した日々を送ることができるようになり、仕事も楽にこなせるようになったので、アルバイトではなく正社員として働くようになった。さらに、ヨーガを本格的に学びだしその実践を深めてゆくにつれ、こころと身体および無意識とのつながりも深まり、『最近は、なにか悪口を言われていると感じても、そうでない感じ方もできる場合は、もっと肯定的な受けとめ方をするように努力している。そうすると前みたいにはこだわらないですむ』と言えるほどまでに柔軟な認知が可能となり、しだいに妄想的な受けとめ方は影をひそめるようになってきて、勉強会に出席するようになってほぼ半年ほどで、幻聴や被害関係妄想などの陽性症状はすっかり消失してしまった（また同時に、豊かで象徴的な夢をたくさん見るようになり、本格的な夢分析をおこなえるようになった）。

ヨーガのおかげで心身のバランスを回復し健康な日々を送ることができるようになったK介は、その後すっかりヨーガの修行にのめり込んでいったが、一年ほど経ったある日の面接で、つぎのような衝撃の体験を語った。

『じつはついこのあいだ、ヨーガの先生がアーレフの信者だとわかって、それがすごいショック。オウム真理教(4)の事件の前から関わっていたらしい。「事件のことはよくわからない」と言っているけど、麻原彰晃のことはどうもまだ尊敬しているみたいだし……。「チャクラを開くにはクンダリーニを目覚めさせないといけないが、それは自分の力では絶対にできない」と言われ、ではどうすれば可能かと訊いたら、「シャクティーパットを受けるしかない」と言う。そして「それができるのは上祐史浩だけだ」と……。思わず笑っちゃいましたよ。こんなところでオウムに出会うとは……。最近、くだらない仕事で自分の時間をつぶすのはもったいない、不条理だ、だから一日中修行に没頭していたい、と思うようになったらオウムに出会ってしまった。自分のこころがオウムを惹きつけたのか……。』

　呆然自失しているＫ介と私は、オウムはヨーガの影であり（そして本書でこれから明らかにされるように、ユング心理学そのものの影でもあるのだが）、内的修行のために外的現実をすべて否定したくなった彼の気持ちへの警告としてオウムが布置されたのではないか、と話しあい、そして私は、オウムとは距離を置くようくれぐれも注意しつつも、ヨーガそのものが悪いわけではないので、現実の生活をまず大事にしたうえでオウムとは無縁のところでヨーガの修行を引き続きおこなっていくよう勧めた。しかしＫ介は、居心地が良いうえに自分の生を豊かなものに変えてくれたこの教室から完全に身を退くことにはためらいがあり、頻度こそ減らしたもののしばらくは通い続けていた。

　ところが二カ月ほどしてＫ介が『昨日、ヨーガ教室に行ったら、三時間も終末論を聞かされ、「救われるにはアーレフに入るしかない」と言われ、アーレフのビデオを見させられ続けた。そのビデオにユング心理学を教えてくれた先生も出てきて、「なんだ、この研究所のスタッフは皆アーレフの信者だったのか」とあきれてしまいましたよ』と言い出すにおよんで、さすがに私も強く介入せざるをえず、これ以上は危険と、この研究所およびそこのヨーガ教室を即座に辞めるよう説得した。幸い彼も納得してくれ、別のまっとうなヨーガ道場を探し出し、そこに通うことになった。

　ここで私の介入がなければ、Ｋ介はそのままアーレフ〔オウム〕の信者となっていた可能性がある。彼は統合失調症初発の際に「新興宗教が自分を取り込もうとしている」という妄想を体験しているが、これは興味深い布置といえよう。新興宗教に勧誘されることへの恐怖の背後には、宗教的なものへの深い関心が潜在し、呑み込まれるのは怖いがじつはこころの奥底では強くそれを望んでもいた可能性が考えられるのである。K介がはまっていた無機質なテクノ音楽と宗教は一見相反するようであるが、どちらも、現実からの超越性を志向する点では同根であり、無意識が求める宗教的世界を自我意識が恐れているために、自我意識にとってより安全なかたちで、自我が脅かされることなく超越性に触れることができるよう、宗教とは一見対極的なテクノ音楽に強く惹きつけられたのではあるまいか。

この点に関して、キリスト教迫害のためダマスカスへ向かう途中で突如回心し、キリスト教最大の伝道者にして最高の神学者となり、超民族的な世界宗教としてのキリスト教を事実上確立した、パウロのことが思い出される。パウロは回心してキリスト教徒になるまではサウロと呼ばれ、熱烈なキリスト教弾圧者として知られていた。この一見不可解なパウロの回心についてユングは、じつは無意識的にはキリスト教に強く惹かれながらも、その反動形成として意識的にはむしろ逆に熱心にそれを迫害していたのだと指摘している。その意味で、律法尊重者にしてキリスト教迫害者のサウロが突如回心してキリスト教の聖人パウロになってしまったように、K介が突然反転してアーレフ〔オウム〕の信者になってしまう可能性も、じつは、けっして低くなかったものと思われる。

精神療法システムとしてのオウム

私の強い介入によりなんとかアーレフ〔オウム〕から離れることはできたものの、それまでアーレフのヨーガでK介の生が豊かに支えられていたのは確かであり、実際、彼は、アーレフのヨーガで無意識に開かれ、夢とつながるようになり、本格的な夢分析すら可能となっていたのである。そのことを如実に示す当時の夢をひとつ呈示してみることにする。

夢　父が覚醒剤を使用している。僕が寝ているあいだに、僕にも打ったようだ。僕の病気の原因は覚醒剤のせいだったのだ。僕は父に怒る。……なぜ父だけではなく、僕まで道連れにしたのか。僕がどれだけ苦しい思いをしたことか。……父の顔は若くなっていて、よく見ると僕の顔だった。

この夢についてK介は『僕の病気の原因を誰かのせいにしたかったけれども、「じつは原因は僕自身にあったんだ」と実感した……』と苦しげに語り、投影を自己自身の内に引き戻し、その後、内面化の方向へと向かえるようになった。すなわち本格的な夢分析をおこなうことができるようになったのである。

このように、アーレフ〔オウム〕のヨーガでK介の生が豊かに支えられたのが事実であるなら、アーレフの虚構ないし虚言体系と精神療法の違いはどこにあるのか。そもそも違っているのであろうか。また、アーレフの指導者とわれわれ精神療法家ないしセラピストとのあいだに違いはあるのだろうか。もしあるとすればどこにあるのだろうか。これらの疑問については次章で、オウム真理教〔当時〕およびその指導者の麻原彰晃や上祐史浩を考察の対象としつつ考えてゆくことにしよう。

（1）　十九世紀の後半にイギリスのフレデリック・マイヤーズが人間の無意識には神話を生み出す働きがあることを見出し、それを無意識の神話産生機能 *mythopoetic function of the unconscious* と名づけた。

（2）　加藤正明他編『新版 精神医学事典』（弘文堂　一九九三年）。

（3）「精神分裂病」という旧来の病名がもたらす否定的なイメージに基づいた偏見や差別を払拭するために、日本精神神経学会は二〇〇二年八月に、その呼称を「統合失調症」と正式に変更した。

（4）　オウム真理教は二〇〇〇年一月十八日に教団名をアレフと変え、さらに二〇〇三年二月六日にその名称をアーレフに再度変更している。アーレフ *aleph* とはヘブライ語アルファベットの第一字であり、ものごとの創造・始まりを意味している。ちなみにオウムとはサンスクリット語でＡＵＭという三つの聖なる音の集合体で、オム、オームとも発音され、宇宙の創造と破壊のもっとも根元的な力を表わしている。仏教では阿吽《あうん》と音訳され、阿は万有の始まりすなわち始原、吽は万有の帰着すなわち究極を意味している。しかし始まりがあるから究極も訪れるのであり、阿吽のなかでもとりわけ「阿」が重要とされており、それはヘブライ語のアーレフとほぼ同じ象徴性を持っている。すなわち、教団の名前が変わっても、それが意味する本質はなにも変わっていないのである。

第Ⅰ部

空想虚言と神話賦与

医師は生きた信仰をもたねばならぬ。
なぜなら生きた信仰をもつ者は虚言を知らず、
神的なもろもろの業を遂行するのである……。

アウレオールス・テオフラストゥス・パラケルスス『パラグラーヌム』〔大橋博司訳〕

第一章　空想虚言の世界——オウムの真理とは

K介を支えたカルト宗教と精神療法の虚実を捉えるためには、当のオウム真理教〔当時〕に踏み込んで考えなければならないだろう。

嘘と真実・空想と現実

オウム真理教の教祖麻原彰晃〔本名　松本智津夫〕は、精神医学的には、空想虚言症 *pseudologia phantastica* を呈する人格障害者、すなわち〝空想虚言者〟とされている。[1] 前章の第一節で言及したように、虚言症はフランス語圏／英語圏では mythomanie / mythomania と呼ばれているが、ほぼ同じ概念がドイツ語圏では pseudologia phantastica すなわち〝空想虚言症〟として知られている。これはスイスの精神科医アントン・デルブリュックが一八九一年に初めて記載した症候群であり、

「願望のままに、架空の事柄がいかにも本当らしく細部にまでわたってじつに生き生きと物語られるため、聞き手はもちろんのこと語り手自身ですら、その話を真実であるかのごとくに信じ込んでしまう」という特徴をもっている。ドイツの精神科医エミール・クレペリンはそれを精神病質人格の一類型として位置づけ、その特異な人物像を浮き彫りにした。クレペリンの記載を要約するとつぎのようになる。

① 空想力が異常に旺盛で、空想を現実よりも優先してしまう。
② 一見才能があり、博学で、地理・歴史・詩歌・技術・医学など何くれとなく通暁しており、話題が豊富であるが、よく調べて見ると、その知識は読書や他人の話からの断片の寄せ集めであることがわかる。
③ 弁舌がよどみなく、当意即妙の応答が巧みである。
④ 好んで難しい外来語やこけおどしの言葉をならべ立てる。
⑤ 人のこころに取り入り、それを操り、関心を惹くのがうまい。
⑥ 自己中心の空想に陶酔し、他人の批判を許さない。

こういった特徴をもつきわめて空想的な彼らは、巧みな作り話で人を魅了するが、作り話の嘘を語っているうちに、当の本人もそれを事実であるかのように思い込んでしまいがちとなる。そしてうぬぼれと支配欲に駆られるあまり、空想的地位や役割を演じようと熱中したあげくに、思ったことが事実ではないことを忘れて、その実現に駆り立てられてしまうこともたびたびある。要するに嘘と真実、空想と現実の区別がつかなくなるのがこの種の「嘘つき」の特徴である。——では、そのような空想虚言者としての麻原彰晃とは一体どのような人物なのだろう？　その生い立ちと犯罪の軌跡を以下に眺めてゆくことにしたい。

ある空想虚言者の足跡②

親に捨てられ 寄宿生活に

麻原彰晃こと松本智津夫は一九五五年三月二日、熊本県南部の人口六千人たらずの八代郡金剛村〔現 八代市高植本町〕の、腕は良いが貧しい畳職人の家に、六男三女の九人同胞中第七子の四男として生まれた。ただし姉と弟が一人ずつ生後まもなく亡くなっている。先天性緑内障のため左目は生まれた時からほとんど見えず、右目も〇・三程度の弱視であったという。一九六一年四月、多少の視力はあったため普通の小学校に上がることもできたのに、両親は全盲でもない彼をあえて熊本市にある全寮制の県立盲学校の初等部に送り込んでしまう。盲学校では国からの補助金がもらえるうえに学費や寄宿費までもが免除され、いっさい親の負担がかからなかったのがその理由のようである。後年、このことに関して松本は『どうして目の見える私を盲学校に入れなきゃならないんですか。私は親に捨てられたんですよ』と述懐している。けっきょく彼は六歳で親元を離れて寄宿生活を始め、高等部専攻科を卒業するまでの十四年間を盲学校で送ることになる。

お山の大将の 盲学校時代

視力のない級友のなかにあって多少の視力があり、しかもほとんどの級友よりも身体が大きく力も強く、運動も勉強もできたので、やがてクラスのボス的存在となり、級友たちを意のままに支配したり、いじめたり、またときには暴力もふるっていたようである。当時の同級生や下級生の評判は、「下級生に金も渡さずに、近くの駄菓子屋に菓子や飲み物を買いにゆかせていた」「寄宿舎で同室の下級生を引き連れて、自分のカバンを持たせたり、手足としてこき使っていた」「自分の目の前で子分同士にプロレスをさせていた。それも、力の差が歴然としている子ども同士を組みあわせて。最初から勝負が明らかなのに、それを見て楽しんでいた」「気に食わないことがあると同級生や下級生を殴った」「威張っていて、強引で、喧嘩が好きだった。他の生徒をぶん殴って、泣かせて。当時は、彼の声を聞いただけで恐ろしいと思う人がほとんどだったと思う」と、すこぶる悪い。また金への執着が強く、『金持ちにならにゃあ』というのが口癖で、他の生徒へのゆすり・たかりをくり返し、盲学校卒業までに三百万円近く貯め込んだという。さらに強い上昇志向・権力志向も目立ち、『俺は東大法学部を出て、政治家になってみせる。ゆくゆくは総理大臣になってやる』と公言し、毛沢東・田中角栄・ヒトラーへの関心も、このころから芽生えていたようである。

野心とたび重なる挫折

一九七五年三月、盲学校の専攻科を卒業し鍼灸マッサージ師の資格を取得後、東京や熊本の鍼灸院でアルバイトをしながら東大を目指し、熱心に受験勉強をしていた。しかし翌年七月、八代市で仲間と喧嘩して怪我をさせ、九月六日に八代簡易裁判所で傷害罪により罰金刑一万五千円に処せられて前科一犯となる。

心機一転ふたたび東大受験を目指して上京し、一九七七年五月に受験予備校の代々木ゼミナールに入校するも、その夏には予備校で石井知子と出会い、彼女が妊娠したため受験を断念し、翌年一月には婚姻届を出し、千葉県船橋市に松本鍼灸院を開業している。その年の九月にはさらなる金儲けを目指して鍼灸院は閉じ、亜細亜堂という漢方治療室を新たに開いている。さっそく「何でも治せる」「確実に痩せる」などの誇大広告を使ってかなりの利益を得るようになった。しかし、薬剤師の免許もないのに漢方薬を処方箋によって調剤したように見せかけて健康保険の調剤報酬を不正に請求していたことが発覚してしまい、一九八〇年七月に六百七十万円の返還請求に応じて逮捕だけは免れたものの、経営は苦しくなり、亜細亜堂は閉店を余儀なくされた。

ところがそれに懲りることもなく松本は、翌年二月に、もとの店の近くにBMA薬局[3]と名前を変えてふたたび無資格薬局を開き、薬局の二階にヨーガ教室も併設した。ここで干したミカンの皮などを煎じて痩せ薬と称して、ふたたび誇大な宣伝文句で客を集め、かなりの利益をあげていた。しかし一九八二年七月、彼は三度目の事件を起こす。キロ五万円程度の安価な朝鮮人参を漬け込んだ液体を入れただけのビンに「降圧精」「風湿精」「青龍丹」などともっともらしい名前をつけて、ひとビン三万円から六万円もの破格の高値で売りさばこうとたくらみ、「リューマチに効果てきめん」などの誇大な効能をうたったチラシを大量にばらまいた。そして新宿副都心の京王プラザホテルの会議室で即売会を催し、およそ千人の客にこのニセ薬を売りつけ四千万円もの荒稼ぎをしたものの、あえなく新宿警察署に捕まってしまったのである。七月十三日に東京簡易裁判所で薬事法違反の罪で罰金刑二十万円に処せられ前科二犯となってしまい、薬局は倒産しヨーガ教室も閉鎖に追い込まれてしまう。

なお、松本はそのころに阿含宗に入信して、千座行を含む密教修行を三年間熱心におこなったと自称しているが[4]、阿含宗管長桐山靖雄は「調べてみると一九八〇年八月に入会して、三カ月で退会している。つまり、阿含宗の教義にも行にも、まったく触れずに退会している」と証言している。したがって、松本が自慢するほどには熱心な信者ではなかったようであるが、阿含宗に触れたことによって、カルト宗教のうまみを知り、その真似をするようになったものと思われる。

カルト教祖の誕生

一九八三年の夏、松本は本名を捨て、初めて麻原彰晃を名乗るようになり、渋谷区内のマンションの一室で鳳凰啓輪館という名の学習塾を開くが、これはやがてヨーガ教室に変貌してゆく。そしてついに一九八四年二月十四日、オウム真理教の前身であるオウムの会（二年後の四月にオウム神仙の会と改名）を旗揚げする。このようにして、いかさま薬屋すなわち〝シャルラタン〟〔第六章で詳述〕としての松本智津夫は、新興カルトの教祖麻原彰晃に変身してしまうが、この間のいきさつを麻原自身は以下のように語っている。[5]

（自分自身の人生に対する疑問に絶えずさいなまれ続けていたわたしは、本格的な修行の手段としてヨーガを選ぶことになり）それからは黙々と、ヨーガ経典を頼りに修行に励んだものだ。ヨーガというものは面白いもので、進歩を測るのに超能力を目安にする。……わたしも少しずつ超能力を獲得していき、いつしか超能力者と呼ばれるようになった。……ところが、それはわたしが求めていた解脱とは違っていた。……しばらくの間、停滞期が続いた。そして、あるときヨーガ発祥の地であるインドが、わたしを呼んでいるのを感じたのである。わたしは当時全く自分の時間がない状態であったが、意を決してインドへと飛んだ。

ところが、よっぽどわたしも気がせいていたんだろう。笑い話にでもなりそうな失敗をしてしまった。インドでわりと有名なヨーガ行者が、「自分は解脱していて、解脱の方法を知っている」と言うのを信じて弟子になってしまったのである。彼をグル（尊師）と仰ぎ、多額のドーネーション（布施）をし、教えを乞うた。しかし、何も教えてくれなかった。彼は、自分の豊かな生活を維持するために、なりふりかまわず奔走しているだけだった。[6]

しかし、二カ月以上に及ぶインド滞在が、結果的にはわたしに解脱をもたらす。わたしに必要だったのは、独りきりになることだったのだ。ともかく、聖なるヒマラヤ山中で、独りきりで修行することができた。こんなことは、日本においては多忙を極めるわたしにとって、後にも先にもこのときだけだろう。これがインドに呼ばれた理由だったようだ。まあ、このように紆余曲折の末、わたしは解脱を果たした。解脱とは期待に違わず、素晴らしいものだった。苦は滅し、生死を超越し、絶対自由で、絶対幸福の状態——その表現には少しの誇張もなかった。あの釈迦牟尼仏もこの状態を得ていたのだ。

二カ月以上というのは誇張で実際はもっと短い滞在だったようであるが、その二カ月にも満たない短期間のヒマラヤ山中の修行[7]で釈迦牟尼仏と同格の解脱者となったというのは、いかにも麻原らしい大仰な作り話である。しかしその後、麻原は、日本はおろか世界でただひとりの超能力者・最終解脱者と称してたくさんの信者を獲得するようになる。

麻原の超能力を有名にしたのが、みずからが売り込んで掲載してもらったオカルト雑誌『ムー』および『トワイライトゾーン』の一九八五年十月号での、空中浮揚の写真入り紹介記事である。実際は膝の力を使ったジャンプにすぎないものだが、空中浮揚としてその後もメディアでもてはやされ、超能力に惹かれた若者たちの信者が急速に増えていった。そして信徒数の増加に伴い一九八七年二月には大阪支部を開設し、同年七月十八日には名称をオウム真理教と改め、教義を整備し宗教色を強め、尊師という尊称を冠する教祖にしてかつ絶対のグルとしてみずからを神格化させていった。その後も教団勢力の拡大は続き、静岡県富士宮市の富士山総本部道場をはじめ福岡、名古屋、札幌など全国各地につぎつぎと支部や道場が開設されていった。

宗教法人という隠れ蓑

麻原は宗教法人の税法上の特権[8]を悪用してさらなる教団の拡大を目指し、一九八九年三月一日、東京都知事に対して宗教法人の申請をおこなった。しかしすでに当時、未成年者の出家や高額の布施をめぐってオウム真理教への苦情がかなり寄せられていたので、東京都は初め認証には慎重な態度をとっていた。だが、すみやかに行政判断をくださないのは違法だと都知事が訴えられたり、オウム信徒二百人による都庁での座り込みや夜間の電話攻勢などの圧力をかけられ、ついに八月二十五日、東京都はオウム真理教を宗教法人として認証する。

宗教法人の隠れ蓑を得たオウム真理教は優遇税制を利用してさらなる金儲けに邁進する。法外な布施を強要して信者の全財産を巻きあげるだけでなく、血のイニシエーションと称し麻原教祖の血を百万円で飲ませたり、ミラクルポンドと呼ばれる教祖の入った風呂の残り湯を一リットル十万円で売りつけたり、教祖の脳波を送り込み教祖と同じ解脱の心境を体得させるという触れ込みのPSI（パーフェクト・サルベーション・イニシエーション――完璧な救済への手ほどき）のための電極付きヘッドギアを一週間百万円で貸し出すか一千万円で購入させるかなどして、暴利をむさぼっていた。また教団の所有する出版社からは膨大な数の書籍、雑誌、ビデオテープやマンガが売り出され、教団の広告宣伝活動に資するだけでなく、多くの利益もあげていた。さらには信者をワークと称してただ働きさせ、人件費をかけないコンピューターの製造販売のビジネスを精力的に手がけ、このビジネスがもっとも多くの利益を教団にもたらしていた。

このような詐欺まがいの行為で営利を追求するかたわら、宗教法人という仮面の背後で、教団はより悪質な犯罪に手を染めるようになっていった。その嚆矢となるのが、宗教法人認証後わずか二カ月あまりで起こした坂本堤弁護士一家殺害事件である。オウムの犯罪性を暴き、教団をきびしく糾弾しつつあった坂本弁護士を邪魔に思った麻原はその殺害を命じ、一九八九年十一月四日未明、坂本弁護士は就寝中に、妻と一歳二カ月の幼い息子とともに殺され、遺体は別々に新潟県、富山県、長野県の山中に埋められてしまった。その犯行の際に、事件の現場にプルシャと呼ばれるオウムのバッジをうっかり落としておきながら、麻原は『犯人がわざわざ証拠になるようなものを落とすわけがない。オウムの仕業に見せかけるための芝居だ』と強弁したあげく、事件は坂本一家の身内の犯行であるなどと被害者側にみずからの罪をなすりつけるなどの厚顔無恥ぶりをしめしていた。またオウム教団自身も、この事件は創価学会によるオウムつぶしの謀略だと言うかと思えば、オウム真理教被害者の会こそが真犯人だなどと言い出したり、つぎつぎに教団の敵対者に罪をなすりつけようと躍起となっていた。麻原個人のみならずオウムの教団ぐるみの〝虚言〟体質がこの件でもよく表われているといえよう。

当時この事件を多くの人びとがオウムの仕業ではないかと疑っていたにもかかわらず、警察が麻原らを見逃した理由として、オウムが宗教法人であり、うっかり手を出して宗教弾圧の非難を受けることを恐れたからだといわれている。それほど宗教法人の隠れ蓑の威光は絶大だったのである。

政界進出の夢と敗北

宗教法人の隠れ蓑をまとい犯罪集団化したオウムは、さらなる暴走の道をつき進む。政治家になり総理大臣を目指すという盲学校時代の夢を実現すべく麻原は、政界進出の第一歩として真理党を結成して、一九九〇年二月十八日の衆議院選挙に教団幹部二十四人をひきつれて出馬を決意する。「徳によって政《まつりごと》をおこない、地上に真理を広める転輪聖王としての役割をはたしてゆきたい」と出馬表明をした麻原自身は東京四区から立候補し、信徒を総動員させ派手な選挙戦を展開した。表では、麻原そっくりの似顔の仮面や着ぐるみ、もしくは真理党のシンボルマークであるヒンズー教の象の頭をもつ神ガネーシャをかたどったガネーシャ帽子や着ぐるみを身にまとった異形の信徒集団が、「ショーコー、ショーコー」の連呼でお馴染になった「麻原彰晃マーチ」を背に選挙区を練り歩くという派手だが奇妙なパフォーマンスをくり広げ、しかし裏では、対立候補の選挙ポスターを剥がすなどの違法な妨害工作をおこなっていた。だが結果は、トップ当選を果たすと豪語していたにもかかわらず、得票わずか一七八三票であえなく落選してしまい、東京五区から立候補していた上祐史浩もたった三一〇票しかとれず落選、ほかの候補者も全員落選という惨憺たる敗北を喫した。[9]誰ひとりとしてその得票数が供託物没収点に遠く及ばないというお粗末さで、供託金はすべて没収されてしまった。しかも教祖として信者に語った当選の予言はものの見事に外れてしまったので、信者の麻原に対する帰依心は大きく揺らぎ、脱会を望む者が続出するようになった。

武装化とテロリスト集団への変貌

麻原は選挙に敗北したのは、オウムの進出を阻むために自民党と国家権力が選挙管理委員会に圧力をかけ票を操作したからだと権力の陰謀説をでっちあげ、みずからの責任を転嫁してなんとか窮状をしのいだものの、オウムを受け入れようとしない国や社会に敵意と憎悪を抱くようになっていった。四月十日には側近の幹部だけを集めて秘密会議を開き、「衆院選は、私のマハーヤーナ（大乗）の救済におけるテストケースだった。これがうまくいかないということは、いまやこの世はマハーヤーナでは救済できない。これからはヴァジラヤーナ（金剛乗）でいく」と宣言している。ヴァジラヤーナとはインド後期密教やそれを継承したチベット密教のなかにある特異な教えで、貪《とん》（貪欲）・瞋《じん》（憎悪）・癡《ち》（迷妄）の三毒が否定されないばかりか、いっさいの人間の自然の欲望、さらには十悪[10]の筆頭である殺生でさえも肯定する教義である。この殺生の肯定は秘密集会《しゅうえ》タントラではさらに先鋭化され、解脱したヨーガ行者にとっては罪というものは存在せず、仏国土に生まれ変わらせるためにすべての衆生を殺すべしとさえ主張するのである。悪行を重ねる者を殺すことによって救済するというタントラ・ヴァジラヤーナ（秘密金剛乗）の教えを楯に、麻原は、悪行を積み重ねている国家権力と現代日本社会を武力で打ち滅ぼして、それに代わる理想の国家すなわちオウム真理国の建設を目指すようになる。麻原がオウム真理国建設の聖地に選んだのは、富士山麓の山梨県西八代郡上九一色村の広大な草原であった。

まず手はじめに麻原は先述の秘密会議の数日後に、東京都内に大量のボツリヌス菌を撒いて無差別大量殺人を実行しようとしたが、菌の分離に失敗したためこの計画は失敗に終わった。ボツリヌス菌の撒布をあきらめたオウム教団は、一九九二年秋に炭疽菌の培養を始める。一九九三年六月ごろには亀戸道場で、敵対的な周辺住民への無差別大量殺人を兼ねた炭疽菌噴霧実験をおこなうが、噴霧装置の噴射が高圧であったため炭疽菌が死滅してしまい、悪臭を放って騒ぎを起こしただけでこの計画も失敗に終わった。

このように細菌兵器の開発および撒布が思うようにいかないため、麻原は一九九二年末ごろより、教団内で自動小銃などの武器の量産と毒ガスなどの化学兵器の量産を決意するにいたる。一九九三年二月ごろにはロシアの軍事関係者より旧ソ連製自動小銃のカラシニコフを入手し、これをモデルに一千丁の密造を計画し、同年春ごろより上九一色村などの教団施設で製造準備にとりかかり、一九九四年六月下旬には実際にその大量生産を開始している。一方で麻原は、プラントで大量生産が可能な毒ガスの研究・開発をも指示している。そして一九九三年末には殺傷能力の高い神経ガスであるサリンやＶＸガスの製造が可能となっている。とりわけサリンは一九九四年二月に三十キログラムの生成に成功したため、さらなる大量生産を目指し同年四月には上九一色村の第七サティアン[11]内に、発泡スチロール製の巨大なシヴァ神の像でカモフラージュされたサリン製造プラントの建設に着手する。さらに同年六月一日にはサリン撒布用に購入した旧ソ連製ヘリコプターが横浜港に到着している。こうして日本国を相手とする麻原およびオウム教団のテロ行為の準備は着々と進められていったのである。

松本サリン事件

教団のテロ行為の先駆けとなったのが、一九九四年六月二十七日夜の松本サリン事件である。この事件は、第七サティアンで作られたサリンの殺傷力を試すための実験であったが、長野地裁松本支部で争われていた土地取得に関連した教団の不正行為に対する裁判の判決が同年七月十九日に言い渡されることになっており、不利な判決が予想されたので妨害工作のために長野地裁松本支部庁舎をサリン実験の標的に選んだのである。

ところがサリン噴霧車へのサリン注入に手間どり、現場に着いたときはすでに夕刻で、裁判官の勤務時間内に松本支部庁舎にサリンを噴霧することは事実上不可能となっていた。そこで予定を変更し、サリン噴霧の対象を松本支部庁舎から約四百メートル離れたところにある裁判所宿舎に変えた。そして同日午後十時四十分ごろに、裁判所宿舎の西方約三十七メートルにある駐車場からサリンを噴霧した。当該裁判にかかわる裁判官のうちその宿舎に住んでいた三人の裁判官は全員被害を受けたが、実際に亡くなったのはその裁判とはまったく無縁の近隣住民の七人であった。けっきょく七人の死者のほかに重軽傷二百二十六名、入院四十四名にも及ぶ大惨事となってしまい、この事件によって麻原のもくろみどおり裁判は中止となり、教団に不利な判決は無期限に延期されたのである。

東京地下鉄サリン事件

裁判を中止させたのみならず、警察がこの事件の被害者でもある第一通報者の民間人を被疑者扱いで取り調べ続けたうえ、新聞までもが彼を犯人であるかのように報じるという失態を演じたため、麻原の計画はすっかり成功してしまったように見えた。罪をまぬがれたと思ったオウム教団は、三件の殺人事件を矢つぎばやに引き起こしたのみならず、レーザー兵器開発のため広島市内の三菱重工業研究所へ不法侵入したり、さらには核兵器の入手までをも模索するなど、さらなるテロ行為にむかって暴走を続けた。

しかし一九九四年七月の上九一色村のオウム施設をめぐる悪臭騒ぎに端を発し、警察もようやくオウム教団に疑惑の目をむけるようになり、悪臭の発生源とみられる一帯の土壌からサリンの副生成物を検出すると同時に、静岡県内のいくつかのオウム関連会社がサリンの原料になる薬品を大量に購入していた事実をつかみ出していた。一九九五年一月一日付けの読売新聞が、警察は松本サリン事件の真犯人としてオウム教団を疑い内偵していると報道したため、教団施設への強制捜査が近いことを麻原は危惧するようになった。そしてついに麻原と教団幹部の村井秀夫は警察の強制捜査の矛先をかわすため、東京の地下鉄にサリンをばら撒くという歴史上未曾有の無差別テロの実施を決意する。

そして同年三月二十日朝八時ごろ、霞ヶ関駅に向けて走行中の営団地下鉄〔現 東京メトロ〕日比谷線・丸の内線・千代田線の三路線五方面の電車内で、教団の幹部信者五人の手により、新聞紙で包んだサリン入りビニール袋を先をとがらせた傘で突き刺すという手法で実際にサリンを流出気化させ、乗客や駅員ら十二人が死亡、約五千五百人が中毒の被害を受けるという無差別テロをひき起こしたのである。この地下鉄サリン事件も、教団に不利な判決を下そうとしていた長野地裁松本支部を狙った松本サリン事件と同様、麻原とオウム教団を追求する警察庁や警視庁が所在し、その職員の多くが利用する霞ヶ関駅に向かう路線の電車を狙い撃ちし、しかもその通勤時間帯のピークに合わせて攻撃したものと思われるが、その犠牲者の多くはまたもや、攻撃対象であるべき警察とは縁もゆかりもまったくない無辜の市民だったのである。

しかし今回は松本サリン事件のときとは異なり、強制捜査を阻止しようとする麻原の思惑どおりにはことは運ばなかった。すでに上九一色村をはじめ全国のオウム教団施設への強制捜査に入ることを決め、その準備を進めていた警察庁は迅速に対応し、犯行からわずか二日後の三月二十二日には大規模な強制捜査がおこなわれ、オウム教団は壊滅の危機に瀕することになったのである。

麻原彰晃の末路

麻原は三月二十二日の強制捜査以来、部下の信徒がつぎつぎと逮捕されてゆくのを尻目に、自分だけはなんとしてでも助かろうと、第六サティアン二階の天井の隅に長さ三メートル、幅一メートル、高さ七〇センチほどの人ひとりがやっと横になれるくらいの小さな隠れ部屋を作らせてそこに潜み、さらに捜査の目をくらませようと、麻原の乗っていない専用車を都内はじめ各地を転々と移動させるなどして偽装工作をおこなっていた。このようなオウム教団側の種々の「尊師隠し」工作のため捜査は難航していたが、五月十六日午前九時四十五分、ついに棺桶のような空間でうつ伏せになって隠れていた麻原を捜査員が見つけ出した。捜査員によって開けられたその隠れ部屋の壁の小さな穴から、麻原は頭から引きずり出され、部屋を出られなかったので小便を漏らしたのであろうか尿まみれの惨めな姿でようやく逮捕された。地下鉄サリン事件による十二名殺害容疑での逮捕状を突きつけられたとき麻原が捜査員に述べた言葉は、『目の見えない私にこんな事件がやれるでしょうか』だったという。

こうしてシヴァ大神の化身だと豪語し権勢を意のままにしていたオウム真理教教祖の麻原彰晃は、いまや凶悪な犯罪者として獄につながれ裁きを受ける一囚人の松本智津夫へと身をやつすことになったのである。なお麻原が引きずり出された後の、その狭い小部屋のなかには現金九百六十万円と寝袋とペットボトルのジュースだけが残されていたとのことである。真っ暗な小部屋のなかで一千万円近い札束だけに取り囲まれながら、じっと息をひそめてひとりで隠れ続けていた麻原の姿は、麻原が最後まで執着しまた頼りにできたのは金だけだった、ということをよく物語っているように思われる。

公判での松本智津夫は、裁判長や検察官の尋問に対してまともに答えることをせず、説教や自著のなかであれほど敵視していた英語、それも間違いだらけの片言英語を使って傍聴席の失笑を買ったり、尋問とは無関係の支離滅裂な独り言をつぶやいたり、生あくびを連発したあげく眠り込んだり、あるいは逆に大声でわめいて審議を中断させて退廷させられることもしばしばであった。けっきょく松本は、殺人犯として裁かれているという現実を直視することができずに、みずからの〝空想虚言〟の世界に逃げ込んだまましだいに奇矯な言動が目立つようになり、まともな裁判がついに成立することなく、二〇〇四年二月二十七日、東京地裁は松本智津夫被告に死刑判決を言いわたしたのである。

麻原にみる空想虚言症

それでは、前節でその生い立ちと犯罪の軌跡を概観してきた麻原彰晃〔松本智津夫〕をとおして、とりわけその出版物を主な素材として、〝空想虚言症〟の特徴を考察してゆきたい。

オウム神仙の会に改名する直前の一九八六年から麻原が逮捕された一九九五年までのわずか十年のあいだに、麻原とオウム教団からは二百点以上にも及ぶおびただしい数の出版物が刊行されている。麻原の最初の著書は、オウムの会という小さなヨーガ教室で必死に弟子集めをしていた一九八六年三月に出版された『超能力秘密の開発法』〔大和出版〕である。その表紙には副題として「すべてが思いのままになる！」と記されているが、これこそが空想虚言症の特徴をもっともよく表わしている言葉といえよう。すなわち、すべてを思いのままにしようとする自我の万能感や支配幻想こそが空想虚言症の特徴なのである。

また「超能力の開発」は解脱への修行の第一歩であると説きながら、その一方で麻原は、「超能力の開発」は受験勉強の能率化や学習能力・研究能力の増進などといった世俗的で実利的な利益があることを強調し、弟子集めにおおいに利用している。実際、一九九一年ごろからは受験生や大学生むけの「能力覚醒セミナー」を全国各地で精力的に開催し、「一度覚えたら忘れない超記憶術」「何時間でも途切れない集中力」「鋭く卓越したインスピレーション」「いかなる場合でも動じない強靭な精神力」「一日三時間の短眠」「土壇場での頼みの綱、最強の運」などが確実に身につくと宣伝し、多くの若者をオウムに惹きつけたのである。このような実利的な利益の重視というのも空想虚言症の大きな特徴のひとつである。*

＊　したがって、われわれ精神療法家が実利的利益をうたいだしたときは要注意である。すなわちそれは、後にも説明するように、その精神療法家が精神療法の影としての空想虚言症にとらわれてしまったことを意味しているのである。精神療法家が驚異的な治癒率を誇ったり、この精神療法を受ければ勉強や仕事ができるようになるなどと言いだしたり、才能や能力の開発を精神療法がうたうようになったならば、われわれはその精神療法を疑ってかかるべきである。

その後、麻原はみずからの手でオウム出版という御用出版社を興し、そこから大量の著作物を刊行しながら宣伝とともに教義の確立や整備にも努めてゆくことになる。一九八六年十二月の『生死を超える』を手はじめに、『イニシエーション』〔一九八七年八月〕、『マハーヤーナ・スートラ』〔一九八八年二月〕、『真実！　六道輪廻』

(一九九一年一月)、『真実の仏陀の教えはこうだ!』(同年十月)、『絶対の真理』『自己を超えて神となれ!』(同年十一月)、『キリスト宣言』(同年十二月)、『超越神力』(一九九二年一月)、『これが尊師!』(同年三月)、『STEP TO 真理』(同年八月)などを矢つぎばやに出版し、オウム真理教の教義を打ち出してゆく。しかしその「教義」なるものは、麻原が古代ヨーガ・原始仏教・チベット仏教・ヒンドゥー教・キリスト教などから自分の野心と自己顕示欲を満たすために都合のよいところだけをつまみ食いして、それらをごちゃまぜにしたものといえよう。このように、麻原の教義は種々雑多な既存の知識からの借用物であり、自分の都合のいいように既成宗教のさまざまな経典をつまみ食いした寄木細工にすぎないが、まさにここに〝空想虚言〟の本質の一端が表われている[12]。

都合のよいところだけをつまみ食いするというのは、自我だけが関与しているからこそ可能なのであり、もしそこに無意識も関与してくるならば、当然そこには「自我には都合のよくない現実」も生じてくるはずである。すなわち、意識と無意識とが分かちがたく織りなしあう複雑な網の目のなかから生まれてくる「生きた現実」というものは、本来(自我にとっては)矛盾をはらんだものなのである。そして生きた神話ないし宗教といったものも、矛盾を内包した「生きた現実」のなかからのみ生まれてくるものなのである。したがって、矛盾のない(あるいは矛盾に悩まない)生きた神話や生きた宗教はありえないといえよう。

麻原のかつての弟子でもあり、地下鉄サリン事件の実行犯のひとりでもある林郁夫が獄中で綴った手記『オウムと私』[13]のなかの記述によると、

> 当時、平河出版社から『虹の階梯』(中沢新一著[14])や何冊かの『ヨーガ根本経典』(佐保田鶴治訳)、たま出版から『魂の科学 上・下』が出版されており、麻原自身も初期の弟子たちも修行の「虎の巻」にしていたと、杉本繁郎[15]が

法廷で証言していました。……いまから思い起こすと、麻原には体系的な修行カリキュラムや瞑想体系はありませんでした。平成二年ころからオウムの翻訳部門が漢訳仏典や英文文献を訳したり、平成三年以降チベット密教経典を旅行の際買い漁ったり、秘儀を求めて人を派遣したりして、その成果を麻原は前世の記憶や神々の示唆と称して、さもすべての修行法や瞑想をマスターした解脱者であるとのポーズをとっていたことが、いまなら私自身の見聞と照らし合わせてよくわかります。私の入信前のこととして岡崎[16]が麻原の教えと指導は先の本やインド聖者から布施とひきかえに得た秘儀を寄せ集めたものと漏らして、麻原からひどく叱責されたという証言もありました。

とあるように、麻原の宗教体系・著作はすべて既存のものからのパッチワーク的盗用ないし借り物であり、自分の都合のいいように作りあげた「自我」の創作物・作り物であり、内発的イメージに基づいていない、すなわち真の「啓示」が基盤にない、ということが重要と思われる。内発的イメージに欠けるということは、真の独創性に欠けるということであり、啓示が基盤にないということは、真の超越性と結びついていないということである。

また、先にも述べたように、はじめはヨーガや解脱のための解説書であったりオウム真理教の教義を説いていた著作が、一九九三年三月の『麻原彰晃、戦慄の予言』以降急速に変化し、一九九五年三月の『日出づる国、災い近し』、同年五月の『亡国日本の悲しみ』のように日本の滅亡を告知する終末論的な予言に変貌していることが注目される。

この変貌は、一九八九年十月から始まった、麻原とオウム教団の犯罪性を暴露する週刊誌の告発キャンペーン[17]を嚆矢とする反オウムのマスコミの追及や、一九九〇年の衆議員選挙の惨めな敗北や、熊本県波野村や山梨県上九一色村をはじめとした全国各地でのオウム進出に反対する激しい住民運動の高まりを契機としているように思われる。すなわち、麻原はこれらのオウム排撃の原因がおのれの欺瞞性や犯罪性にあることを棚に上げ、宗教弾圧であると強弁し、あげくは日本国家と日本国民を敵視するにいたったと考えられるのである。この見事なまでの責任転嫁性もまた〝空想虚言症〟の著しい特徴のひとつといえよう。*

* したがってわれわれ精神療法家は、第二の麻原彰晃にならないためにも、みずからの虚偽性に目覚め、それを自覚し、他者に投影することなくみずからのものとして（すなわちみずからの職業につきまとう影として）引き受けてゆかねばならないのである。

出版物以外で麻原の〝空想虚言症的〟特徴をよく示す好例としては、たとえば血のイニシエーションがあげられる。これは麻原の血液約二〇ccをワイングラスに入れて飲ませるというもので、「それはグルの血液を体内に受け入れるというタントラの秘儀に属し、グルの体内組織を取り入れることは、グルの神聖なるカルマを取り入れることにあたり、カルマの浄化や修行の向上などの飛躍的な進歩がもたらされ、また同時に、それによってグルの透明な心を信徒の心にコピーするため、心のプロセスにも大きな変化がみられる」と称揚し、一回百万円の料金をとった。それでも多くの信徒が、麻原の血には特別の霊力があり、それによって解脱が早められると信じてこのイニシエーションを受けたのである。

麻原の血を多くの人が百万円払って飲んだという事実には驚かされるが、この場合、百万円も払ってと考えるのか、百万円だからこそだまされたと考えるべきなのか、正直判断に苦しむところでもある。つまり、非常識に値段が高いことによって、「常識の枠を超えた、なにか特別のもの」がそこにあるのではないかという幻想をかきたてられてしまった可能性も考えられるのである（値がなまじ安いよりも、むしろ高いほうが、人はだまされやすいともいえよう）。*

＊　もしかすると精神療法家の料金も、安いほうがなまじの幻想が投影されないぶんだけ、治療者の実力がそのまま出やすいのかも知れない。だからわれわれは少なくとも、料金設定を高額にすればするほど精神療法家はたえず第二の麻原になる危険性（みずからが空想虚言症の影に脅かされる危険性）がより高まることを自戒しておくべきであろう。

なお、精神療法家の料金の高さに関しては、つぎの二通りの可能性が考えられる。まず第一に、患者が自分自身の魂の仕事をとても価値あるものと理解し、計り知れないほど貴重な魂の仕事のメタファーとして（癒しの儀式への供物として）非常に高価な料金を捧げる場合である。この場合は、その料金の高さは患者自身の魂の価値を表わし、みずからの魂への敬意は患者の自己治癒力を引き出すため、本質的に治療促進的といえる。第二の可能性としては、患者がその高価な料金を治療者の価値の等価物と見なしている場合が考えられる。この場合、「高い料金＝それだけ有能な治療者」という患者の側の投影を反映しているだけで、その料金の高さは治療者の価値を幻想的に表わしているにすぎず、ここからは患者の真の自己治癒力が引き出されることはなく、あくまで転移性治癒が起きるのみである。すなわち、「（診てもらうのにこんな高いお金が必要な）すごい精神療法家に治療してもらっているのだから、もう安心、ぜったい治る」という患者の側の思い込みが仮の治癒状態をもたらすにすぎない。

第一の場合は、高価な料金は患者みずからの魂のメタファーとして象徴的に理解されているがゆえに有効であるが、第二の場合は、高価な料金が治療者の能力・実力の指標として即物的かつ文字どおりに受けとめられているがゆえに危険である。畢竟、精神療法ないし精神分析において重要なのはメタファーであり、象徴であり、イメージである。したがって第一の場合においてのみ、精神療法過程ないし分析過程から患者の生きた個人神話がつむぎ出されてゆくことが可能となるのである。

最後に、一九八九年の終わりから、一九九五年に麻原が逮捕されオウムの犯罪性が白日のもとにさらされるまで、何人もの宗教学者が世間からは疑惑のまなざしを向けられていた麻原のことを高く評価し、またオウム教団に対しても好意的であったという驚くべき事実に触れ、本節の終わりとしたい。

反オウム運動の指導者のひとりの坂本弁護士とその家族が謎の失踪をとげ、世間ではオウムの犯行を疑う声が多かった一九八九年十一月から十二月にかけて、さまざまなメディアを介して気鋭の宗教学者たちが「狂気がなければ宗教じゃない」「オウムは反社会的かもしれないが、あらゆる宗教で反社会的ではない宗教はない」「オウムの主張は基本的に間違っていない」「オウム真理教のどこがわるいのか」「麻原氏の宗教体験は本物だ」「麻原氏は顔に似合わずとても高度なことを考えている人で、高い意識状態を体験している人だ」などと麻原およびオウム教団を擁護していたのである。その後も一九九〇年代の初頭にかけて、世間ではオウム・バッシングの風が吹き荒れるなか、何人かの宗教学者たちがなおも「オウムはそんなにメチャクチャな宗教じゃない」「オウムは特異な集団に見えるが、むしろ仏教の伝統を正しく受け継いでいる」などとオウムの弁護を続けていた。さらには松本サリン事件がオウムの犯行であることが濃厚となり、オウムの教団ぐるみでのサリン密造疑惑が高まっていた一九九五年二月の段階でも、サリン製造プラントの第七サティアンを見学したある宗教学者は、「これはサリンを製造するための秘密工場であるかのような推測もされているようだが、宗教施設であることは間違いなかった」と断言しているのである。

このように何人もの宗教学者が麻原やオウムにだまされてしまったということは、素人ではなく専門家であるべき宗教学者の投影すらも引き受けられるほど、麻原にはだましの才があったということかもしれない。しかし、なぜこうまで簡単に、知性あるはずの人を含めて驚くほど多数の人びとがいともたやすく麻原にだまされてしまったのか。それは、たんに麻原にだましの才があったためだけではなくて、じつに多くの人びとがだまされることを無意識的には望んでいたという側面もあることを忘れてはならない。人間とはどこかでだまされること、すなわち「幻想に浸る」こと、「夢に酔う」ことを求めているものなのである。だから麻原は生まれ、またこれからも第二、第三の麻原が生まれうるのである。

〝空想虚言〟は個人の願望充足のために生み出されたものだが、それは同時に集団の（あるいは集合的な）願望充足の受け皿ともなりうるのである。その時代に蔓延していた集合的な願望をうまく満たしてくれる「物語」を麻原が提供しえたからこそ、オウムがたくさんの人をだまし、またこれだけの力を得たと考えるべきであろう。

次節では、個人としての麻原彰晃ではなく、集団としてのオウム教団それ自体がもつ空想虚言症的特徴を考察してみたい。

オウムにみる空想虚言症

空想虚言者・麻原彰晃が作ったオウム真理教という教団には当然のことながら、多くの〝空想虚言症的〟特徴が認められる。オウム真理教に入信した人びとに共通する一般的傾向として、まず第一に指摘されるのが、「想像力の欠如」である。

後に詳述するが〔終章〕、ここで簡単に「空想 *phantasy*」と「想像 *imagination*」の違いについてふれておきたい。両者は同義として用いられることもあるが、厳密には、「空想」とは「想像」の一種ではあるが、とりわけ現実離れしたことを気分や欲望にまかせてあれこれ想像することを言い、願望充足的な機能をもつため否定的なニュアンスで用いられることが多い[18]。つまり「空想」とは自己中心的なものであり、自我による自我のための願望充足から生まれるものにすぎない。一方、「想像」とは自我（すなわち自分の立場）を離れたところから生まれてくるものなので、当然そこには相手の立場に立って考える、イメージすることができる、ということが含意されているのである。
オウムの信者たちは、空想虚言の名が示すとおり、自己中心的な空想をすることは得意でも、他者の痛みや苦しみ・悲しみにこころを馳せること、すなわち他人の気持ちを想像することがまったくできないのである。そのため麻原のおぞましい命令にも唯々諾々と従い、なんの反省もないままに恐ろしい犯罪行為に加担してしまったのであろう。
実際、そのような犯罪行為であるVXガスによる三件の殺人・殺人未遂、目黒公証役場事務長假谷清志拉致、三菱重工業侵入などの事件で懲役十五年の判決を受け、控訴せずそのまま服役しているオウムの元幹部平田悟が法廷で語ったつぎの言葉は印象的である[19]。

どんなにすばらしい教えがあっても、世界には戦争や飢餓が絶えない。結局は、人間一人ひとりが教えをどう生かしていくかが大切なことだと、分かりました。宗教の本だけじゃなくて、小説を読み始めて、自分自身が間違っていた、と思うようになりました。

すでにその二年前に作家の瀬戸内寂聴は、小説を読みそうもないオウム真理教信者たちの文学的想像力のなさを嘆き、もし彼らが小説などの文学を読んで想像力をはたらかせることができたなら当然教団に疑問をもち、犯罪行為に手を染めることもなかっただろうと示唆しているが[20]、まさにその指摘は慧眼だったといえよう。ところが実際は、文学はいうにおよばず音楽や映画や絵画などでも、オウムの一方的な価値観に抵触する芸術はすべて信者の目や耳から遠ざけられていたのである。オウムの信者にとっては、自分が求める信仰上の目的にいかに早く達するかだけが至上命題であり、そのためには余分な感情の動きはひたすら切り捨てることが要請されていたのである。こうしてオウム教団は、信者の情緒も想像力もすっかり干からびさせ、ロボットのような麻原のクローン人間を大量生産させようとしていたのである。

オウムは教団の出版物で「日本で一番安全で、世界で一番確実で、宇宙で一番スピーディーな、超能力開発法を追及」とうたっていたように、てっとり早さを売り物にしていたが、この効率性に幻惑されて、数多くの偏差値教育の落とし子たち(すなわち、いかに効率よく一番になるかだけを教えられてきた若者たち)がオウムに吸引されていったのである。そういう「知性」にばかり片寄って「情緒」の未熟な彼らにとって、図式的でわかりやすいオウムの教えはとても魅力的なものとして映ったようである。

オウム真理教の説く世界の現状は、「いまの日本は危機的状況にある。たとえば子どもたちはインスタント食品やファーストフード店のハンバーガーなどを日常的に食べている。しかも添加物の多い食品を食べることで日本人の寿命が短くなっている。さらにアメリカの圧力で穀物の自給率は低下しているため、日本民族の将来にも危機が迫っている。じつはこの日本の危機の背景にはアメリカの陰謀が、とりわけアメリカの支配層を陰で牛耳っている秘密結社フリーメーソンの陰謀があり、このフリーメーソンの陰謀で世界は動かされている」というように、ある程度現実の反映もあり、しかも単純で図式的であるがゆえに、非常にわかりやすいのである。かつてであれば学生運動などの左翼活動に向かったであろう、社会にそれなりの関心をもつ比較的まじめな若者たちは、こういう説明を聞いて「世界とか日本がどうなっているのかということが、初めて明快にわかった」と大いに納得し、オウムのもとでの「世直し運動」(じつはその正体は、麻原の利己的な野心を満たすためのテロ活動)に取り込まれてしまった。このようにオウムは善悪の明快な、白黒はっきりした、非常に単純化された世界図式を呈示してくれたので、複雑化し錯綜し混迷している現代のなかで、生きる方向性を見失ってしまった数多くの若者たちを惹きつけたのである。*

＊　しかしわれわれ精神療法家は、あえて現代のこの混迷のなかに踏みとどまる勇気が必要なのではないだろうか。こころの本質というのはそもそも、現代の世相と同様に（あるいはそれ以上に）複雑で錯綜し混沌としたものなのである。そこから脱け出すために単純化せず、簡単に答えを出さず、安易な解決法にたよらないで、その混迷のなかに辛抱強く踏みとどまり続けることができたとき、はじめて、自我を超えたこころの超越機能がはたらき出す可能性が開かれてくるのである。すなわち、真の「癒しの奇跡」とでも呼ぶべきものがもたらされるかも知れないのである。このように、奇跡というのは、われわれの手でつまり自我の力で獲得するものではなく、いわば恩寵として自我の力を超えたところからもたらされるものなのである。

オウム真理教においては、「奇跡」でさえも正しい修行によってすべての人がみずからの手で獲得することができるものだと主張されている。このオウムの唱える修行法は、良くいえばたいへんシステマティックな、悪くいえば安直なハウ・トゥー式のもので、その指示どおりに修行すれば大多数の人が奇跡的な「神秘体験」を味わえるので、その修行をした誰もが「これは本物だ！」と確信してしまったのだという。しかしこの神秘体験なるものは、じつはある手順を踏めば誰でもが体験できる生理学的な変化に基づく意識および身体の変容状態にすぎないのである。

いみじくもある信者が「私が驚いたのは神秘体験そのものではなく、麻原尊師がおっしゃったとおりのプロセスで予定どおりに神秘体験ができるという事実でした」と語っているように、この一見予測不能な混迷の現代を生きる若者たちにとっては、プログラムどおりに事が運ぶということは、それだけで大きな安心をもたらし、またそれゆえにとても魅力的に映るらしい。オウムの修行のプログラムはきわめて「具体的」でかつ「科学的」な裏づけがあるので誰でもが成就できると説き、多数の若者の共感を得たのである。科学万能でテクノロジーと効率化優先の現代社会のなかでは、いまや宗教のみならず教育や精神医学・精神療法など本来複雑で矛盾に満ちてわかりにくいはずの「こころ」をあつかう領域においてすら、図式的で、単純明快でわかりやすいものがもてはやされる傾向がますます強まっているように思われる。*

* たとえば精神医学の分野では、一九八〇年にアメリカ精神医学会によって導入されたＤＳＭ‐Ⅲ〔精神疾患の診断・統計マニュアル第三版〕に始まる実証主義・操作主義の波が、アメリカのみならずほとんどすべての国の精神医学を呑みつくして以来、とりわけ一九九〇年代以降、その波に乗って、治療ガイドラインや薬物療法アルゴリズムが世界の各地で陸続と作成され、注目されるようになってきた。それまで栄えていた力動精神医学が「個別性・主観性」を重んじたため精神医学の「非‐医学化」をもたらし、その反動として、精神医学の「再‐医学化」を目指すべく「普遍性・客観性」を重視しようとしすぎた結果生まれたのが、このような精神医学のマニュアル化といえよう。なお、医学におけるアルゴリズムとは、治療選択のフローチャートのことを指すが、これはコンピューター用語からの転用である。本来、アルゴリズムとは演算法のことであり、コンピューターで問題を解こうとして、解を導く方法を始めから終わりまで明確に示すことができる場合に「アルゴリズムがある」という。すなわち「アルゴリズムのある問題」に対してはフローチャートとプログラムを書くことができ、コンピューターは有限の時間内に解を出すことができるのである。このように、アルゴリズムという考え方はそもそも解があることを前提としており、「こころの問題」のように本来客観的なひとつの答えがないはずのものに対しても明快な答えを出してしまう、という傾向を生み出してしまったのである。[21]

また、精神療法の世界でも（とりわけアメリカでは）ＤＳＭの台頭と軌を一にして、それまで支配的だった精神分析療法に代わって、行動療法が精神療法の主役を占めるようになってきた。行動療法は精神分析療法のアンチテーゼとして、実験的に確立された学習の諸原理の応用に基づいた科学的で実証的な治療法を主張して、一九五〇年代に精神療法の歴史のなかに登場し、プラグマティズムを重んじる産業社会の隆盛を背に、その後、著しい発展を遂げたものである。行動療法では、仮説の実験検証に基づく科学的なアプローチが重視され、治療目標・アセスメント・治療の手続きが明確に定義されることが特徴である。とくに一九八〇年代以降、行動療法のなかでも行動変容の認知的側面を重視した技法の集大成である認知行動療法が、精神分析療法を凌駕する目ざましい発展ぶりを示している。行動療法は「プログラム化」をしやすい特徴があり、その治療プログラムでは、面接の回数も、それぞれの面接のなかでおこなわれるべき治療のやり方も、具体的かつ明確に規定され記述されている。このような構造化の結果、「治療のマニュアル化」が生じてくるようになった。実際、初心者でも治療ができることを目指して、数多くの治療マニュアルが現在出版されている。

たしかに行動は、こころが顕現する重要なチャンネルのひとつであり、こころのはたらきを正確に反映するものではあるが、こころを行動面からだけ理解するのはあまりに一面的といえよう。こころは行動を包摂しつつも、もっと深淵で複雑怪奇なものであり、あくまで行動は多面的なこころのひとつの現われにすぎないのである。客観的に評価できる行動面からこころにアプローチすることは、現実適応という観点からは実際的であり有用で役には立つので、日々の臨床実践のなかで現実適応が重要となる局面においては、私でも行動療法的にふるまうことはある。しかし無意識の存在を措定する深層心理学の立場からは、外的適応と同様に（あるいは時としてはそれ以上に）内的適応も重視するので、内的適応を考慮しない行動療法だけが精神療法の世界を席捲しつつある現状には、正直危惧の念を抱かざるをえない。

このような行動療法のなかでも、近年とりわけ注目されている技法にＥＭＤＲ（眼球運動による脱感作と再処理）がある。これはＰＴＳＤ（心的外傷後ストレス障害）の治療法として編み出されたものであり、患者にもっとも強烈な外傷場面のイメージを思い浮かべてもらい、同時に治療者は患者の目の前でリズミカルに指を左右に動かして、患者にその指を目で追うように指示するものである。このように、眼球運動を利用して心的外傷に関連した否定的な記憶を再処理し、脱感作させる（その外傷に伴う苦痛などの否定的な感情を減弱させる）技法であるが、この作用機序については、まだ定まった見解は出ていない。しかしＥＭＤＲの創始者のフランシーヌ・シャピロは「眼球運動が惹き起こす神経の発火は反復する低電圧流を流し、記憶処理のシナプスの移行を促し、より低いバレンス（電気的な価）へと移行する。こうして、ネットワークで結びついている記憶と感情と否定的な認知および身体感覚の強度は弱まり、最終的には適応的な解決と呼ばれる低いバレンス状態に落ちつく」と考えており、眼球運動を介して脳に直接的に電気的刺激を与える方法と見なしている。[22] 従来の認知行動療法に比べると、患者のこころよりも脳そのものに直接はたらきかけるたいへん機械的《メカニカル》で科学技術的《テクノロジカル》な治療法といえよう。

なお、ＥＭＤＲを「奇跡の治療法」などともてはやす刊行物を最近散見するが、こころの治療法に「奇跡」などありえないことを知るべきである。技法としての治療法が奇跡をうたうのはたいへん危険なことであり、麻原と同じ過ちをしでかすことにもなりかねない。奇跡（的治癒）が生まれたとしたら、それは技法がもたらしたのではなく、こころそのものが（より正確にいえばこころの超越機能が）生み出したのである。こころそのものには自我では計り知れないものがある、という意味において奇跡はあるが、「技法《テクニック》には奇跡はありえない」ということを、われわれ精神療法家は肝に銘じておくべきであろう。

ところで、オウムの教えが明快でわかりやすいのは、その教祖たる麻原自身の個人的特質にも由来している。オウムの元信者がインターネット上で公開している自叙伝の一節によると、[23]

麻原教祖の説法は、宗教家がよく話すような、心情に訴えかける道徳的な内容ではなく、あたかも科学者が、自らの専門分野を解説するような、理知的な内容を特徴としていた。

解脱の理論や実践について、論理的で緻密、説得力のある説明をするのである。展開も明快かつ理路整然としており、いかなる質問をしても、ほぼ瞬時にして的確な（と思われる）回答が返ってくるのだ。しかも、揺るぎない自信が伴っているのである。

あの見事な説法を聞くうちに、これは本物のグルに違いないと思い始めていた。この人のもとで修行すれば、一切の悩みから解脱して、絶対の幸福に至ることができるかもしれないと、大きな期待をもつようになったのである。


とのことであるが、どんな質問にも明快に答えられる麻原に数多くの信者が惹きつけられてしまった事情がよくうかがえる。実際、「麻原教祖は個人的な悩みでも信仰上の問題でも、何にでも、たちどころに答えてくれる」のでとても魅力を感じた、という信者が多かったのである。この自叙伝を書いた元信者も、あまりに麻原の明晰さに魅了されてしまっていたために、オウムを脱会した後も麻原の幻影をふりはらうのに相当苦労したようである。

「いったいなぜ、あんなインチキ・グルを忘れることができないのか？」

自分に腹を立てながら、何回も何回も自問自答を繰り返した。

その理由はやはり、麻原教祖の持つ、頭の回転の速さ、博識ぶり、理路整然とした説教、そういったものが、実際かなり鋭かったからだと思う。単なる詐欺師として片付けるには、インパクトが強すぎたのだ。何を語るのでも、確信に満ちた口調なので、こちらはつい信頼を寄せてしまうのだ。どんなことも明確に定義し、物事の白黒をはっきりさせるのである。それが実に痛快で、歯切れのよさが感じられるのだ。

その回答が本当に正しかったかどうかは別として、宗教という、あいまいな世界をさまよっている者にとっては、あのように幅広い知識と確信に満ちた態度で指導し、明確な（正確にいえば単純な）世界観を与えてくれる人物というのは、実に頼りがいがあり、また魅力的に映るものなのだ。何が本当で何が本当でないか、混沌として見えにくく、それゆえに不安な現代社会においては。


オウムの信者たちと同じく、われわれ精神療法家のもとを訪れる患者たちの多くもじつは、「何にでも答えてくれて、必ず明確な答えを出してくれる」麻原のような万能の治療者を求めているものなのである。したがって、その投影を安易に引き受けてしまって、「患者の悩みを共に悩み、患者の苦しみを共に苦しむ」という茨の道を歩むかわりに「何にでも明快な答えや具体的な解決法を即座に与えてしまう」万能の治療者としてふるまいたい、という誘惑に駆られぬよう、くれぐれも注意が必要である。このような万能の治療者像を担ってしまうと、ユングが分析の要諦として強調するような「相互対等に深く関わりあう弁証法的な過程」が治療関係のなかに生まれることはなくなってしまうからである。このような万能の治療者と無力で従順な患者のあいだにもたらされるのは、対等どころか、支配と依存のゆがんだ上下関係だけであり、相互作用が生み出す弁証法的なダイナミズムどころか、固定して動かぬ絶対の力関係だけである。

本節のここまでは、想像力の欠如や、図式的で単純明快なわかりやすさだけを追求するロゴス偏重の心性が〝空想虚言症〟にたいへん親和性の高い精神構造であり、そのためオウムという空想虚言症世界の陥穽にはまる重要な要因ともなっていたことを示してきた。最後にもうひとつ、オウムの教団および信者に共通する空想虚言症的心性として、体験の絶対化・実体化という特徴をあげておきたい。前述のようにマニュアル化されたオウムの修行からは、誰でもがある種の神秘体験を味わえる仕組みになっているが、オウムの信者はこの修行によって得られた神秘体験にしばられすぎてしまい、オウムという空想虚言症世界に取り込まれてしまったのである。すなわち、その体験を実体化させてしまい絶対的なものと崇めることによっておのずから麻原への帰依が成立することになるのだが、オウム教団自体が麻原への帰依を推進するため、信者の神秘体験の実体化・絶対化を奨励・促進していたのである。*

＊　精神療法においても「体験」は大事だが、オウムのようにそれを実体化しすぎるのは危険であり、とりわけそれを絶対視すべきではない。すなわち体験を象徴的・隠喩的《メタフォリカル》にとらえることが大切である。つまり、しっかりと体験しつつもある一定の距離感を保っていることが重要となる。「体験」は自分にとっては絶対でも、他者にとっては必ずしも絶対ではないということ、すなわちそれは「個人にとっての神話」であることを心得るべきである。このように、自分の体験が他人にとっては必ずしも絶対のものではないということを知ることは、他者の立場に立ってものを考えることができるということである。それは既述のように想像力のはたらきによるが、オウムにはこの想像力が根本的に欠けているので、彼らは自分の体験の絶対性を容易に普遍化させてしまったのである。

遍在する宗教コミューン

これまで述べてきたようにすぐれて〝空想虚言症的〟特徴をもつ麻原やオウム教団のような存在は比類なきものかというと、じつは先例はいくつもあり、そのなかでももっともよく知られたものはバグワン・シュリ・ラジニーシというインド人グルを中心とする宗教コミューンのラジニーシ・プーラムであろう。

ラジニーシは一九三一年インドのクチワダで生まれ、二十一歳で悟りを開いたといわれる。彼らもオウムと同じく、信者にサンスクリット語のホーリーネームを与え、その教義も、ヒンドゥー教を中心に仏教・老荘思想・キリスト教・イスラム神秘主義のスーフィズムなど、古今東西の宗教をミックスさせたパッチワーク的なものであった。麻原もとりわけ初期のころは（たとえば処女作の『超能力秘密の開発法』では）タントラ・ヨーガの影響を強く受け、超能力獲得の近道としてセックス修行を奨励し、またその具体的方法を詳述しているが、ラジニーシもやはりタントラ・ヨーガの影響で、神に近づき霊的に高まる手段としてのセックスを重視し、性についてラディカルな思想を説いた。

一九七〇年代初めのころより世界各地（とりわけヒッピー運動華やかな西洋先進諸国）から、ラジニーシの思想に共鳴した若者たちが続々と彼のもとに集まり出し、一九七四年には、インドのプーナに彼を中心とする宗教コミューンが形成されるまでになった。その後、インド国内で高まった反発を逃れ、一九八一年に渡米し、オレゴン州東部の砂漠のなかに東京二十三区がすっぽり入るような広大なコミューン「ラジニーシ・プーラム」を開いた。そしてそこで巨万の富を築き、百台のロールスロイスを買い求め、女性信者を身近にはべらせ、外部の者からは「金持ちグル」「セックス・グル」などと揶揄されるようになった。また教団も世間からは「フリーセックス宗教」などと糾弾されることが多かった。

さらに、このプーラムと呼ばれるコミューンを自分たちの思いどおりに運営できるようにと、選挙にも打って出て自分たちが住んでいる村を乗っ取ろうとした。そして選挙の当日には村にサルモネラ菌を撒いて村人が選挙に行けないようにする計画を企て、その実験と称して他の町のレストランのサラダ・バーに実際にサルモネラ菌を撒いてしまい、幸い死者は出なかったものの、七百人近い被害者を出す騒ぎをひき起こした。しかしけっきょくのところ、菌をばら撒くまでもなく村の選挙はオウムの場合とは異なり、教団側の大勝利に終わった。一九八三年、人口わずか四十人のアンテロープ村は選挙で敗れ、村長も村議会も信者の手に落ち、村の名もラジニーシ村と改称されてしまった。自治権を獲得したプーラムは機関銃で武装した警備隊をもつなど、独立した小国家の様相を呈するようになってきた。そのなかではオウムと同じく、子どもを就学させないなどの、独自の原理に基づく非ないし反社会的行動が横行していた。

ラジニーシはまた、カリフォルニア州で大地震が起きるとか核戦争によって世界が崩壊するなどと警告したが、しかし信者だけは生き残れると麻原同様の終末論的な予言をした。

このような種々の問題行動のため、しだいにアメリカのメディアや政府はラジニーシ・プーラムを危険なカルト集団と見なし敵対するようになり、最終的には一九八五年末、ラジニーシは自己の入国法違反と信者の不法入国のための偽装結婚など三十五の罪で告発され、罰金四十万ドル（執行猶予十年）の判決を受け、国外追放された。その後、世界各地を転々としていたラジニーシは、一九八六年半ばにインドに帰国し、ふたたびプーナにコミューンをつくったが、今回は東洋とりわけ日本から訪れる信者が多くなり、そのため晩年は日本語で「オショー（和尚）」と呼ばれるようになった。一九九〇年、五十八歳で病没している。

このように麻原とラジニーシ、オウムとラジニーシ・プーラムを比べると、驚くほどの共通性があることがわかり、麻原もオウムもけっして特殊な存在ではないこと、すなわち世界のどこにでも第二、第三の麻原やオウムが生まれるし、これからも生まれうることを示唆しているのである。つまり、麻原やオウム、ラジニーシやラジニーシ・プーラムで体現されている〝空想虚言症〟の世界は、人間の心性に普遍的なひとつのパターン（ひとつの「元型」）と考えるべきであろう。実際、この他にもオウム類似の空想虚言症的カルト集団の例をあげれば、チャールズ・マンソンとマンソン・ファミリーや、ジム・ジョーンズと人民寺院など、枚挙にいとまがないのである。

上祐にみる空想虚言症

つぎに、麻原のもとでしっかりと〝空想虚言〟のなんたるかを学びつくし、見事にその後継者となった、現アーレフ代表[24]であるマイトレーヤ正大師こと上祐史浩の空想虚言症性を論じ、その特徴を考えてゆきたい。上祐は麻原の側近かつそのスポークスマンとして活躍[25]したが、偽証罪で三年の懲役刑を課され、一九九九年十二月に出所するまで広島刑務所に収監されていた。その獄中にて、オウム裁判で動揺している信者たちにむけて発せられた手紙が、現在「上祐獄中書簡」ないし「上祐獄中説法」[26]として知られているものである。その前半の主要な部分を引用してみることにする。

最近の尊師公判での出来事によって、動揺している信者がいるのではないかと思い心配しています。尊師を強く批判する（元）高弟や、尊師が退廷させられた件（尊師の言動が教祖らしくない、ふまじめ、狂っていると報道された）によって、疑念が生じたりしていないでしょうか。それについては、私は次の通り考えていることを伝えていただきたいと思います。

まず、尊師のご説法にある通り、全ての出来事はカルマの法則にのっとっていて、良いことも悪いことも心が生じさせており、全て心の現れである、というのが仏教の根本法則です。つまり私達が何を経験するかは私達の中にその因があって、外にはないということになります。

今や日本中の人が尊師を知っていますが、私達には偉大なグルとして映った人が、凶悪犯の教祖として一般の人には映っています。この違いも全て、カルマの法則によるものです。つまり過去世から尊師をグルとしてきた人、真理を肯定してきた魂は、尊師が偉大なグルと感じられる経験をしますが、悪業多き、真理を否定してきた魂は、そういう経験をする機会がないのです。そして、今はカーリー・ユガの時代であり、大半の魂のカルマは大変悪く、彼らが尊師と接するマスコミ報道や公判においては、彼らのカルマに応じた尊師が映し出される、生じるのです。

すると何故高弟になる程のカルマを持った弟子達が、一転して尊師を批判したりするのかという疑問が呈されるかもしれませんが、これは彼らの有しているカルマが単一ではなく、色々なカルマが混じっているからであって、やはりカルマの法則にのっとった現象なのです。

弟子のカルマについて言えば、過去世においては尊師をグルとしたいわゆる「順縁」の生ばかりではなく、例えば敵対関係であった「逆縁」の生もあるのです。そして、逆縁という形で縁が生じ、それをきっかけにして、その後弟子という順縁に転じていくというプロセスが重要な救済方法の一つとさえ言うことができます。

そのよい例がサキャ神賢（お釈迦さま）に対抗したデーヴァダッタですが、過去世において王として当時修行者だったサキャ神賢を殺すなどの逆縁を形成したデーヴァダッタは、サキャ神賢が真理勝者の生では、高弟となり、その後過去世のカルマで神賢と敵対し、教団分裂を引き起こし、地獄に落ち、そこで神賢に心から帰依することを誓い、再び修行者に生まれ代わることができたというプロセスをたどっています。かなりの高弟となって敵対したところや、神賢が堕落した、煩悩的になったと批判したところなどは、現在の状況[27]とそっくりですね。

このように、菩薩の救済活動は、救済される側のカルマに応じて、尊敬するべきグルや、憎むべき敵、軽べつの対象等に菩薩を映し出しながら、順逆の強い縁を結んで進んでいきます。ここで大切なのは、菩薩がどのように映るかは、人々のカルマに応じて現れた幻影であり、菩薩の実態は透明で広大な四無量心以外の何物でもないのです。

要するに上祐が主張しているのは、麻原は自分たちの魂を映し出す鏡のようなものであり、自分たちの魂が純粋で気高く美しければ麻原は崇高なグルとして見えるし、逆に自分たちの魂が汚濁にまみれ罪深く醜ければ、それを反映して麻原は極悪非道の醜悪な犯罪人としか見えない、ということである。まるでアンデルセンの童話『裸の王様』を彷彿とさせるレトリックである。衣装道楽の王様のもとに現われた詐欺師が「賢者や正直者だけにしか見えず、愚か者にはなにも見えない不思議な服」を作ったと称したため、大臣をはじめ城内や国中の誰もが自分が愚か者だとは思われたくないので、本当はなにも見えないのに「素晴らしい着物ですね」とこぞって褒め称えたという寓話であるが、教団を離れかけていたオウムの信者たちも、上祐のこの獄中書簡によって、麻原がグルには見えない自分たちの魂は穢れているのだと不安に思い、魂の浄化のための修行を求めてふたたび教団に戻っていったといわれている。

『裸の王様』の仕掛け人も詐欺師であったが、この「上祐獄中書簡」を読むと、〝空想虚言症〟の本質がそこによく表われている。キリスト教のような異端審問のなかった仏教では、多種多様な相互に矛盾する教説がたくさんあるが、じつはその相互矛盾性のゆえに、仏教全体、仏教経典全体が逆に魂の世界とその本質をよく表わしているのだともいえよう。しかしこのすべてを含んだ多種多様な教説のなかから自分に都合のよいように取捨選択すれば、どんな理論でもできるし、またどんな正当化でもなされうるのである。自分に都合の悪いイメージや現実は完全に無視し、悩まないでいられるところに、すなわち見事なまでの一面性のなかに空想虚言症の母胎があると考えられる。*

＊　したがってわれわれ臨床家は、たえず矛盾する現実やイメージのなかにとどまり、悩み続け、疑い続けることが必要である。このように矛盾や撞着へ開かれていることが、麻原や上祐のような「治療者の影の餌食」にならぬためにも絶対必要である。

フロイト理論にしろユング理論にしろ、「魂の現実」をよく表わす理論は多様で、どうとでも（好きなように）いえる曖昧さを持っている。とりわけユング心理学は多義性（曖昧さ）で知られているが、むしろそれが、ユング心理学の持ち味ともなっているのである。実際、夢というものはとても多義的なものであり、その文脈によってさまざまな解釈ができるものである。したがって治療者の好きなように（治療者に都合のよいように）夢を解釈することも可能であり、そのため、もし治療者が望むなら、患者は夢分析をとおして治療者に完全に支配・制御されてしまうことが可能になってしまうのである。治療者としては、そういう怖さに気づいていることがとても大事なことである。そのためには、「みずからの治療を絶対ドグマ化しないこと」、そして「患者も治療者もメタファーを語っているのであって絶対の真理やドグマを語っているのではないこと」の自覚が大切である。ドグマは疑うことが許されず、ただそれに従うのみである。したがってドグマからは支配・被支配の構図が生まれやすいといえよう。

たとえば上祐はその獄中書簡のなかで、先に引用した部分に続いて「聖なる意識状態は来世にも持っていけるし、高い世界の転生の決め手になる絶対的なものです」〔傍点筆者〕と述べているが、こういう実体化された具体物としての「絶対のもの」をうたうのはまさに空想虚言症的であり、この絶対物によって麻原や上祐はオウムの信者を支配したのである。

また上祐はかつてオウムの機関紙に「アストラル世界というのは、平たくいえば異次元の世界のことですが、それは微細な物質でできた広大な世界です。だれでも正しい修行によって、アストラル・ボディというもう一つの身体をつくれば、そこへ行くことができるようになります」と書いている。[28] このアストラル・ボディは、POP（プロセス指向心理学）のいうドリーム・ボディやユング派のサトル・ボディとほぼ同じものと考えられる。ただし、ユング派でサトル・ボディというときはメタファーとして見ているが、オウムでは実体化された具体物として見ているところに大きな違いがある。

さて、この「上祐獄中書簡」でも明らかなように、獄中の上祐は麻原に対して絶対帰依の姿勢を示していたが、出獄してアーレフの代表におさまるや、しだいに麻原離れが鮮明となり、麻原の脱神話化とみずからの神話化を教団改革として実行するようになった。アーレフの各道場から麻原の写真や著作や説法ビデオが撤去され、代わりに上祐自身の著書や説法ビデオが置かれるようになった。そのような上祐の神話化を如実に示すアーレフの公式ウェブサイトの上祐紹介文を以下に引用してみたい。[29]

宗教団体アーレフの代表であるマイトレーヤ正大師（本名 上祐浩史）は、混迷を深める二一世紀の灯明となる救済者である。天賦の才とたゆまぬ努力によって、高い知性と霊的ステージ、深い知恵と慈愛、強い精神力と肉体を兼ね備え、信者の絶大な信頼を集めている。……正大師は、一九六二年、福岡県に生まれ、八一年に早稲田大学に入学、情報技術・人工知能を研究し、八七年に同大学院を卒業、宇宙開発事業団に入社したが、その後、真理の法則の実践に目覚め、出家を決意した。……出家して間もなく、クンダリーニ・ヨーガの解脱を達成し、高い修行ステージと英語力を生かして、ニューヨークでの布教活動をおこなった。……帰国後の八九年、日本国内各地で布教

> した後、インド・ヒマラヤでの瞑想修行中に、高い悟りの境地であるマハームドラーの成就を得る。……さらに、九一年には、地下の密閉室で五日間の断水断食の極限的瞑想（アンダーグラウンド・サマディ）を達成し、解脱の証明を果たす。……九二年には、延べ千人以上の信徒に対し、霊的覚醒を促すシャクティーパットをおこない、多くの人を救済する大乗のヨーガの修行を深める。……九三年からは、ロシアでの布教活動をおこない、数万人を超える人々に、瞑想等の指導をおこなった。……なお、海外の活動として、上記のものに加え、ダライ・ラマ法王らチベット密教の高僧や、スリランカやラオスの上座部仏教の高僧、インド・ヨーガの聖者など、世界の尊敬すべき宗教活動者たちと交流を重ねた経験も持つ。……二〇〇〇年には、宗教団体アーレフの役員としてその発足に尽力し、二〇〇二年一月、多くの信者の要望をうけて同代表に就任する。……代表就任以来、信者に合った優れた法則を説き、信頼を集めるとともに、アーレフ発足以降としては、初めてのクンダリーニ・ヨーガの解脱者の誕生に貢献し、信者の絶大な信頼を得る。さらに、同年八月には、前述の秘儀・シャクティーパットを再開し、その高度な霊的能力と深い慈愛に対する評価をいっそう高めた。……そして、同年一〇月には、インド・エジプトの神話にある、世界を救う神聖な「乳海攪拌（にゅうかいかくはん）」をおこなっているヴィジョンを見るとともに、「二一世紀の大黒柱」となるように、との重大な天啓を受け、新世紀における救済活動の要石となる決意を固める。

このように、オウム時代の犯罪は見事に隠蔽されており、まったく無かったかのごとくに扱われている。都合の悪いことはまるで無かったことにしてしまえるこの凄さには、じつに圧倒される思いがする。上祐の紹介履歴では、一九九五年から二〇〇〇年までがものの見事に欠落しており、逮捕され、三年の刑期を終えて出てきた経緯についてはまったく触れられていない。オウム事件のことを知らない人が見れば、上祐のことをなんと素晴らしい人物だと思うことであろう。その一方で、アンダーグラウンド・サマディ、シャクティーパット、ロシアでの布教などオウム時代の都合のよい経験だけは抜け目なく（しかもオウムの名は伏せて）とりあげているのである。このように、丸ごとの現実と向きあうことはせず自分に都合のよいところだけを拾いあげてゆく姿は、まさに〝空想虚言者〟の特徴といえよう。

上祐は「二十一世紀の大黒柱」を自認しているが、この大言壮語からは「われは日本の柱なり」と豪語した日蓮を想起する読者の方も多いことと思われる。次章では、麻原との対比において日蓮をとりあげてみることにする。

（1）麻原彰晃が空想虚言者であることは、秋元波留夫が以下の二書で詳細な分析をおこなっており、本章の考察も秋元のその研究に依拠している——『空想的虚言者に蹂躙された日本』〔創造出版 一九九六年〕／『ＡＵＭ 科学的記録』〔創造出版 二〇〇二年〕。その他、以下の文献も参考にしている——中谷陽二「空想虚言の構造」『精神科治療学』一四巻八号〔八五一‐八五七頁 一九九九年〕／加藤正明他編『新版 精神医学事典』〔弘文堂 一九九三年〕。

（2）本節は註1秋元の前掲書のほかに、以下の資料も参考にしている——井上順孝・武田道生・北畠清泰編著『オウム真理教とは何か 現代社会に問いかけるもの』〔朝日新聞社 一九九五年〕／藤田庄市『オウム真理教事件』〔朝日新聞社 一九九五年〕／有田芳生『有田芳生の対決！オウム真理教』〔朝日新聞社 一九九五年〕／毎日新聞社会部『冥い祈り 麻原彰晃と使徒たち』〔毎日新聞社 一九九五年〕／江川紹子『「オウム真理教」裁判傍聴記 ①』〔文藝春秋 一九九六年〕／同『「オウム真理教」裁判傍聴記 ②』〔文藝春秋 一九九七年〕／竹岡俊樹『「オウム真理教事件」完全解読』〔勉誠出版 一九九九年〕／ロバート・Ｊ・リフトン『終末と救済の幻想 オウム真理教とは何か』渡辺学訳〔岩波書店 二〇〇〇年〕。

（3）ＢＭＡとは、ブッダ・メシア・アソシエーションを略したものである。

（4）松本は自著『超能力秘密の開発法』（大和出版 一九八六年）のなかで、阿含宗で三年修行してかえって煩悩が増大してしまい、おまけに自分が製造販売した健康食品が届出を忘れたばかりに薬事法違反に問われて経済的基盤を失ってしまうなどの不運が続いたのもすべてこの時期のことであると述べ、阿含宗に入ったおかげで散々な目にあったと阿含宗を批判・否定している。

（5）麻原彰晃『生死を超える』（オウム出版 一九八六年）。

（6）麻原は後に、彼自身が揶揄しているこのグルとまったく同じふるまいをするようになる。「類は友を呼ぶ」というべきか、空想虚言症の世界ではこの種の逸話にこと欠かないようである。麻原はインドの行者にだまされてその真似をし、上祐史浩も麻原にだまされてさらにその真似をしている。まさに空想虚言者の再生産といえるが、新興カルト宗教の世界では往々にして見られることである。

（7）一九九五年十月二十二日付の朝日新聞によると、麻原のインドでの指導者パイロット・ババは、麻原がヒマラヤの高峰ガンゴトリの麓で瞑想したのは四、五日にも満たないと証言し、修行者にとって全人生をかけて目指すべき解脱をわずか数日で為し遂げたと麻原が言いだしたので、仰天すると同時にあきれはてたと述べている。

（8）宗教法人は、布施などの宗教活動による収入はすべて非課税となり、さらにそれを預金や株などで運用しても、その利子・配当などの収益はやはり非課税となる。不動産の貸付や物品の販売などの非宗教活動による収益に対しても、一般法人の三七・五％よりはるかに低い二七％の優遇税率が適用される。また礼拝施設などの宗教活動に使用する土地ならば不動産取得税や固定資産税も免税となる。そのうえ損益計算書や貸借対照表などを作る義務もなく、したがって活動状況や経理内容も公開せずにすむので、いくら集め、それを何に使ったかを知られることなく不法な資産形成をおこなうことが可能となる。

（9）総選挙で負けたころより麻原の目は急速に見えなくなっていったといわれており、そのためほとんど闇しか見えない麻原にとっては、頭のなかで作りあげた空想と現実との区別がますますつかなくなっていったものと思われる。

（10）仏教で身・口・意の三業《さんごう》がつくる十種の罪悪のことを言う。具体的には身から出る三つの悪（殺生・偸盗《ちゅうとう》・邪淫）、口から生じる四つの悪（妄語・両舌・悪口《あっく》・綺語）、意すなわちこころの働きから生まれる三つの悪（貪欲《とんよく》・瞋恚《しんい》・邪見）を指す。

（11）オウム教団の拠点である山梨県上九一色村と静岡県富士宮市の広大な敷地内に建設された計十二の生活や活動の場となる主要施設を、教団はサンスクリット語で真理を意味するサティアンと呼び、一から十二までの番号が付されていた。信者の居住施設から印刷・化学・コンピューターの工場までさまざまな用途に使われていた。

（12）本章第一節ですでに言及したように、クレペリンは、空想虚言者の特異な性格の一断面として「その一見豊かで奥深い知識はじつのところ、読書や他人の話からの断片の寄せ集めにすぎない」ことを指摘している。
（13）林郁夫『オウムと私』〔文藝春秋 一九九八年〕。
（14）実際は中沢のラマ（師）にあたるケツン・サンポとの共著で、一九八一年に出版されている。
（15）オウム真理教の元幹部で、地下鉄サリン事件の運転手役をはじめ、元信者の落田耕太郎リンチ殺害事件と信者の冨田俊男リンチ殺害事件に関わったとして、一審・二審でともに無期懲役の判決を受け、現在上告中。
（16）オウム真理教の元幹部の岡崎一明。坂本堤弁護士一家殺害事件および信者の田口修二リンチ殺害事件の実行犯のひとりとして、一審・二審でともに死刑の判決が下され、さらに最高裁でも上告を棄却され、一連のオウム裁判のなかで初の死刑確定者となった。
（17）週刊『サンデー毎日』誌上で七回にわたって連載されたオウム告発キャンペーンの具体的な内容は、「オウム真理教の狂気」〔十月十五日号〕／「麻原尊師〈ニセ薬〉の過去」〔十月二十二日号〕／「子どもを学校に返せ 小学校校長が怒りの訴え」〔十月二十九日号〕／「東大・京大の名をかたる欺しのテクニック」〔十一月五日号〕／「肉食拒否の尊師がビフテキ弁当を売る〈詐欺〉」〔十一月十二日号〕／「安易な〈宗教法人認証〉に問題はないか」〔十一月十九日号〕／「最終回 記念座談会」〔十一月二十六日号〕である。
（18）新福尚武編『精神医学大事典』〔講談社 一九八四年〕。
（19）一九九七年七月一日、オウム課報省での元上司井上嘉浩の第二十六回公判に出廷したときの発言。註2江川〔一九九七年〕の前掲書による。
（20）有田芳生の註2前掲書および『闇の男 上祐史浩』〔同時代社 一九九九年〕。
（21）鈴木國文「EBM／アルゴリズム／背景と諸問題」『精神科治療学』一六巻三号〔二三七 - 二四三頁 二〇〇一年〕。
（22）市井雅哉「EMDRの理論と実際」『精神療法』二五巻四号〔三二九 - 三三六頁 一九九九年〕。
（23）斎藤啓一「『魂の孤独を癒す道』第五章 オウムの呪縛を越えて」〔『*REVELATION*』ウェブサイト http://www.interq.or.jp/sun/rev-1/D01-5.htm 二〇〇一年一月一日〕。
（24）公安調査庁の二〇〇四年版「内外情勢の回顧と展望」によると、教団の麻原離れを進めてきたアーレフの上祐史浩代表が古参信徒の反発を受け、二〇〇三年十月中旬に事実上みずからの改革路線を撤回したうえで教団の指導から退き、その後は幹部五人による集団指導体制に移り、麻原への絶対帰依を強調する指導をふたたび復活させているので警戒が必要、とのことである。それに対して教団側は、お布施集めのためのシャクティーパットをやりすぎて精根つきはててしまい、体力回復と修行をかねて現在休養中であると説明し、「失脚説」を否定している。出家修行者の集団であるはずの教団内でも、俗世間と同じような、なかなかに複雑な権力闘争がくり広げられているようである。

(25)「オウムの顔」としてテレビに積極的に出演し、記者会見などでも教団の無実性を強弁し、詭弁の達人の「ああ言えば上祐」として名をはせ活躍した。

(26) 註20有田〔一九九九年〕の前掲書末尾に関連資料として採録されている。一九九六年暮れごろに書かれたといわれている。

(27) ここで上祐が述べているのは、オウム教団元治療省大臣の林郁夫が逮捕後に麻原の呪縛から解放され、その犯行のいっさいを自供して麻原とオウムの虚構性と犯罪性を厳しく糾弾したことや、麻原の高弟中の高弟として知られていた元諜報省大臣の井上嘉浩が獄中で麻原の虚偽性に目覚め、法廷で麻原と対決することを決意し、麻原がすべての事件の首謀者であることを暴露しただけでなく、麻原を偽りのグルとしてその面前で指弾したことを示唆するものと思われる。なお、かつての最大の愛弟子の井上によって面前で全否定されたため、その後、麻原の精神のバランスが崩れてしまったともいわれている。

(28)『マハーヤーナ』四二号〔一九九一年六月発行〕。

(29) 宗教団体アーレフ代表・上祐浩史の紹介サイト http://www. aleph. to/aleph/03-01. html。ただし註24で述べたように、二〇〇三年十月以降形勢は逆転し、一時は消えていた麻原の説法ビデオがふたたび道場の勉強会で流されるようになり、一方上祐の説法ビデオは回収されてしまったことからもわかるように、上祐の脱神話化がなされつつある状況のため、この引用文のたとえば最後の段落のように、上祐の神格化をはかろうとする部分はすべて現在では削除されてしまっている。

補　記

註24および29の「現在」とは、本章を執筆していた二〇〇四年三月二十八日時点でのことを指している。また、本章で言及されているオウム真理教公判に関する記述は、二〇〇五年四月十日現在のものである。

第二章　虚偽をめぐる光と陰
——日蓮の誓願と苦悩

現代の新興宗教は神道でなければほとんど日蓮系統の仏教、といわれるほど日蓮は、新興宗教界のスーパースターと見なされている。そして前章でとりあげた麻原彰晃は「第二の日蓮」となることを夢見て、挫折したともいえる。[1] そこで、麻原と日蓮を対比させてみると興味深いかもしれない。両者の異同を吟味することによって、〝空想虚言症〟のなんたるかをさらに考えてゆきたい。まずはその前に、日蓮の生涯を概観しておくこととする。

苦難と迫害のなか

日蓮は貞応元年（一二二二年）二月十六日、東夷とも呼ばれるような当時としては文化的周辺地域であった安房国東条郷小湊（現 千葉県安房郡天津小湊町）の貧しい漁夫の家に生まれた。[2] みずから「貧窮《びんぐう》下賤《げせん》の者と生れ、旃陀羅《せんだら》(3)が家より出《いで》たり」〔「佐渡御書」〕と述べているように、漁夫は中世の身分社会では賎民と見なされており、当時、身分の低い人間の唯一の出世の道は仏門であった。幼少時より賢明であった善日丸〔日蓮の幼名〕は両親に出世の望みを託され、十二歳の年に薬王丸と名前を変えて、小湊の北およそ八キロの地にある天台宗清澄寺に預けられ、十六歳の年には道善房を授戒の師として出家をはたし、是聖房蓮長と名乗るようになった。

蓮長は十二歳の年からこの寺の虚空蔵菩薩に願を立てて「日本第一の智者となし給へ」と祈りつつ仏教学の研鑽と仏道修行に励んでいたが、清澄寺は、仏教修行においては東国の中心地である鎌倉からは遠く、京からはさらに離れた周辺の地であった。しかも蓮長以外にはまじめに修行に励む僧もいないありさまだったので、十七歳の年に清澄の山を下りて、真の仏教を探求するため、遊学の旅に出た。まずは鎌倉の光明寺で四年間、法然の孫弟子にあたる然阿弥陀仏良忠について念仏を学び、ついで、当時の仏教学研鑽のメッカであり総合仏教学園ともいうべき比叡山に登り、横川《よかわ》の定光院に住しながら十一年間、そこで天台教学を中心に密教・禅・律・浄土などの各宗派の学修に励んだ。さらに、その間ときどき山を下りては、仏教の研鑽と修行がなされていた各地を巡歴し、三井の園城寺・高野山・大阪の四天王寺などでも教えを修めている。

こうして各宗派の教えを学びつくした蓮長は、『法華経』こそが最高の真理であり、いまこの末法に流通《るずう》すべき正法であり、その他の教えはすべて方便の教えであるとの確信を得て、建長五年〔一二五三年〕の春、清澄の山に戻ってきた。そして四月二十八日の未明、清澄寺境内の東南旭の森で太平洋から昇ってくる朝日にむかって声高らかに南無妙法蓮華経の題目を唱え、唱題宣言をなし、以降名を日蓮と改め、(4)「方便の教えを信じて正法をないがしろにすれば、誹謗正法の罪で無間地獄に堕ちる。だから、念仏その他の教えはすべて捨てて、ひたすら法華経のみを護持し、その眼目である題目を専唱せよ」と説きはじめた。熱心な念仏の信者であった地頭東条景信はこの説法に憤り、日蓮を斬ろうと企んだが、そのことを知った日蓮の師・道善房はひそかに東条郷の外へと日蓮をのがした。

安房小湊を離れた日蓮は、こうして建長五年の五月に当時の日本における政治の中心地である鎌倉に出て法華経の伝道を始めた。鎌倉では松葉ヶ谷《やつ》の草庵に住み、小町の辻に立っていわゆる「辻説法」をしながら、熱心に釈尊出世の本懐である唯一の正法・法華経の弘通《ぐずう》につとめた。日蓮をののしる者も多かったが、しだいに彼は有力な弟子や信者たちを獲得していった。

建長六年〔一二五四年〕から文応元年〔一二六〇年〕にいたる七年間に、当時の歴史書である『吾妻鏡』につぶさに記録されているように、烈風による焼亡、月蝕、暴風雨、長雨、大雨、洪水、雷電、大火、山崩れ、天然痘、地震、大流星、飢饉などの天変地異があいついで起こった。そのため人心の動揺も大きく、朝廷は国の平安を願ってわずか七年のあいだに四度も年号を改元せねばならぬほどであった。この打ち続く天災地変のわけを確かめんと日蓮は、駿河国岩本の天台宗寺院実相寺におもむき、正嘉二年〔一二五八年〕から翌正元元年〔一二五九年〕までの足かけ二年間、経蔵にこもり一切経を調べた。そして日蓮は、『金光明経』『大集教』『仁王経』『薬師経』『涅槃経』などの経典のなかに、三災七難の起こる原因を明記した文章をつぎつぎに発見した。日蓮はこれらの文証に基づいて『立正安国論』という政治建白書を書き上げ、文応元年〔一二六〇年〕七月十六日、北条家の得宗である前執権北条時頼に上書したのである。

これは「現在の災厄の原因は法然の謗法が原因であり、正しい教え、つまり正法としての法華経を法然が否定したことに起因しているのであるから、ただちに念仏の徒を退治して、正法・法華経を弘通する日蓮を仏家の棟梁すなわち日本仏教の最高指導者として重用し、国土人民を法華経に帰依させて天下泰平・国土安穏ならしめよ」という過激な進言であった。と同時にこの書は「経典のなかには正法が滅びるとき七難が起こるとあるが、すでに現在天災地変のかたちで五難は生じており、残る二難、すなわち他国侵逼《しんぴつ》の難〔他国によって侵略される難〕と自界叛逆《ほんぎゃく》の難〔自国に叛乱が起こる難〕はまだ来ていないものの、正法誹謗がいまのようにおこなわれているかぎり、遠からずこの二難に日本は襲われてしまうだろう」という脅迫でもあった。しかし時頼はこの上書を黙殺した。時頼自身は禅の信者であったが、執権長時をはじめ幕府要路の大官とその婦人のほとんどは念仏の信者であり、法然の『選択本願念仏集』および念仏の信心を徹底的に非難攻撃したこの書が公になると、日蓮の身辺にかならずや危害が及ぶだろうと考えて握りつぶしたものと思われる。

しかしけっきょくこの書の内容は漏れてしまい、念仏者たちの激しい怒りを買うこととなり、『立正安国論』の上書から一カ月あまりの八月二十七日の夜には、日蓮の松葉ヶ谷の草庵は暴徒の襲撃を受け焼かれてしまった。危機一髪で裏山に難をのがれた日蓮は、その後しばらく下総中山の豪族富木常忍の家にかくまわれ、翌弘長元年〔一二六一年〕五月になってふたたび鎌倉に舞い戻ったところ、五月十二日に執権長時の命によって捕らえられ、伊豆へと流されてしまった。

弘長三年〔一二六三年〕二月二十二日になってやっと、北条時頼の計らいを得て日蓮の伊豆流罪も赦免となった。その後、日蓮は、房総から常陸にかけて法華経の信心を弘めて歩いていたが、文永元年〔一二六四年〕十一月十一日に小松原にて仇敵・東条景信の待ち伏せ攻撃を受け、四人の死者を出し、自身も頭を斬られて左の腕を折られるという深手を負いながらも、またもや九死に一生を得て、難をのがれることができた。

文永五年〔一二六八年〕正月、突如、蒙古の使者が日本に通交を求めるフビライの国書を携えて大宰府に現われた。この通交に応じないときは武力行使も辞さないという脅しをともなった国書である。九年前に自身が『立正安国論』のなかで他国侵逼の難として予言したことがまさに現実となって顕われたと直感した日蓮は、自分の予言と政治的提案を思い出させるために「十一通御書」と呼ばれる書状を十一人の人物に送りつけた。執権北条時宗、侍所所司平左衛門尉頼綱などの幕府の要人四人、さらには建長寺道隆、極楽寺良観などの諸大寺の長老七人あての警告状である。たとえば時宗に与えられた書状〔原漢文〕ではこう述べられている。

> 謹んで言上せしめ候。抑《そもそも》正月十八日、西戎《せいじゅう》大蒙古国の牒状《てふじょう》到来すと。日蓮先年諸経の要文を集め之を勘《かんが》へたる立正安国論の如く、少しも違はず普合《ふがふ》しぬ。日蓮は聖人の一分に当れり、未萌《みばう》を知るが故也。然る間重ねて此の由を驚かし奉る。急ぎ建長寺、寿福寺、極楽寺、多宝寺、浄光明寺、大仏殿等の御帰依を止め給へ。然らずんば重ねて又四方より責め来るべき也。速かに蒙古国の人を調伏して、我が国を安泰ならしめ給へ。彼れを調伏せられん事、日蓮に非《あらざ》れば叶ふべからざる也。……今日本国既に蒙古国に奪はれんとす。豈歎かざらんや。豈驚かざらんや。日蓮が申す事御用ひ無くんば、定めて後悔これ有るべし。日蓮は法華経の御使也。……敢て日蓮が私曲《しごく》に非ず。只偏《ただひとへ》に大忠を懐くが故に身の為に之を申さず、神の為、君の為、一切衆生の為に言上せしむる所也。恐々謹言。

これら十一通の書状はまたもや完全に黙殺されてしまった。三年目の文永八年九月十二日、日蓮は再度『立正安国論』に平左衛門尉頼綱あての書状を添えて幕府に提出するが、激怒した頼綱はみずから兵をひきつれて日蓮を捕らえ、その日のうちに闇夜に乗じて竜の口の刑場にて斬罪に処そうとした。しかしそのとき、南東の江ノ島の方角から月のように光る鞠のような形のものが北西へと流れわたる怪異が出現し、日蓮の首を斬ろうとしていた侍はそのため目がくらんで倒れ伏し、他の侍どもも怖気づき誰も日蓮に近寄る者がなくなってしまい、けっきょく殺されることなく佐渡へ流されることになったのである。

依智から寺泊を経てようやく佐渡についたのは十月二十八日のことである。十一月一日、領主本間重連の屋敷の裏にひろがる塚原という山野のなかにある一間四面の荒れ果てたお堂のなかに連れてゆかれ、そこが佐渡での日蓮の最初の住まいとなった。塚原とは墓原の意味であり、そこは死人を捨てる場所であった。いわば死ねよがしに扱われた日蓮は、雪に閉ざされたこのお堂のなかで否応なく深くみずからのうちへと内省の目をむけていった。松葉ヶ谷の焼討ち、伊豆への流罪、小松原の法難、竜の口の法難、そしてこのたびの佐渡流罪という苦難と迫害の連続であったこれまでの人生をふりかえり、「法華経の行者である自分がなぜこれほどまでの苦難に遭わねばならないのか」「法華経の行者は神仏によって守られてしかるべきではないのか」「これほどまでの苦難に出会うのは、じつは自分は真の法華経の行者ではなかったのか」「自分はいったい何者か」と、厳寒の雪深い塚原のお堂のなかで日蓮はひとり真剣に考え懊悩した。たとえば「過去の生に正法を誹謗した罪があり、そのため今生において罰としてこれらの苦難を受けねばならないのであろう」と悩むこともあった。しかし日蓮は、厳冬の佐渡の降りつもる雪のなかでひとり法華経をわが身に引きあてながら読みすすむうちに「法華経の行者は必ず迫害・弾圧を受け、刀杖《とうじょう》を加えられ、悪口罵詈《あっくめり》され、檳出《ひんずい》〔追放〕されるというが、まさにそのことがわが身で実証されたわけであり、釈尊が入滅されてのち二千二百余年のあいだ、自分ほどまでに迫害され、これほどまでに明白に法華経の真の行者であることを経典自身によって証明された者は他にはおらぬではないか」と自覚するようになったのである。迫害の後ろに永遠なるものの力のはたらきを感得した日蓮にとって、迫害はもはや苦難ではなく大いなる喜び、法悦となったのである。そして法華経のたんなる一行者にとどまらず「自分こそは末法の世に久遠実成の釈迦仏が法華経流布のためにおつかわしになった上行菩薩《じょうぎょうぼさつ》ではないか」との自覚を深めるようになってゆく。その自覚に基づいて書かれたのが日蓮の代表的著作のひとつといわれる『開目抄』である。これを宗門では人《にん》開顕と呼び、法華経の行者としての日蓮の本質を明らかにする書と見なしている。

翌文永九年四月七日、日蓮は塚原からさらに陽あたりが悪く陰気な土地である一の谷《さわ》へ移される。そしてそこで日蓮はもうひとつの代表的著作である『観心本尊抄』を本化地涌《ほんげじゆ》の菩薩(5)・上行の自覚のもとに書きあげたが、これは法開顕の書と言われ、完成された日蓮の教義を明晰に開示するものであり、観心と本尊についての日蓮独自の思想がそこには展開されている。そしてその独自の世界観を表わすのに独特の十界本尊を創図し、それを大曼荼羅と名づけ、宗教者としての新境地を開いたのである。

文永十一年〔一二七四年〕三月二十六日、ようやく日蓮は流罪を許され鎌倉に戻るが、幕府は厚遇を申し出はするものの日蓮が望むような法華経に基づく仏国土建設の意志はないことを知り、幕府に見切りをつけた日蓮は五月十二日には鎌倉を去ってしまう。直接の政治の圧力をこうむらない山深い土地を求め甲州の各地をわたり歩いた日蓮は、ついに険しい身延の山のなかに落ちつき、そこで正法流布のための人材の育成につとめた。現政権に失望した日蓮は、理想の仏国土実現をみずから亡き後の将来に託そうとしたのである。

身延にとどまること九年、持病の下痢の病が激しくなり死期を悟った日蓮は、弘安五年〔一二八二年〕の九月に常陸の湯で身を養うという名目で身延を去る。今生の思い出に故郷安房の地を訪問しようとしたが、武蔵国池上まで来て力つき、そのまま動けなくなり、ついに十月十三日、六十一年にわたる波瀾万丈の生涯を終えたのである。

麻原とは似て非なる

ともに力ずくで

これまで述べてきたことからもうかがえるように、日蓮と麻原に、少なくとも表面的には似ているところがあるのは事実である。

麻原はタントラ・ヴァジラヤーナ（秘密金剛乗）を根拠に、誤った道を生きている者を「ポア」(6)する（殺してあげる）ことによって、より高次の存在に生まれ変わらせ、正しい道を生きられるようにしてあげることが真の慈悲だと称し、暴力肯定の教義を築き、さらにそれを実現すべく国政にも打って出て、それが叶わなければテロによって政教一致の「オウム真理国」を樹立しようと夢みた。一方日蓮も、

善男子(7)、正法を護持せん者は、五戒(8)を受けず、威儀を修せずして、応《まさ》に刀剣・弓箭《きゅうせん》・鉾槊《むさく》を持すべし。

若し五戒を受持せん者有るも、名《なづ》けて大乗の人と為すことを得ざる也。五戒を受けざれども、正法を護ることを為せば、及《すなは》ち大乗と名く。正法を護る者は応当《まさ》に刀剣・器杖《きじょう》を執持すべし。刀杖を持すと雖も、我是等を説いて、名けて持戒と曰はん。

という『涅槃経』の金剛身品にみられる武力の肯定論、すなわち力ずくでも正法を流布させよという「力ず

くでの正義」の実現を肯定する言葉を根拠に、民衆の苦難を救い末法の悪世を良き時代にするためには、為政者の力をたよりにこの現実に仏国土を建設することが必要と考え、当時の実質上の最高権力者である前執権北条時頼に『立正安国論』を上書した。すなわち時頼に「おのれの武力によって、正法をこの日本の国に実現せしめよ」と迫ったのである。もっとも日蓮は殺害までは求めておらず、ただ「浄土宗などへの布施を力ずくでもやめさせることによって、日本から邪法を駆逐せよ」と求めているだけである。

このように日蓮はたいへん戦闘的でかつ攻撃的な仏教僧として名を馳せているが、その戦う姿勢を如実にしめすものとして「折伏《しゃくぶく》」が知られている。仏法を人びとに教え導くには二種類の方法があり、相手に逆らわず、その主張や行為を受けいれながら、穏やかに説得してゆく教化方法・摂受《しょうじゅ》と、相手を強く責めたて、打ち砕き、屈服させることによって迷いを覚まさせる教化方法・折伏とがあるが、日蓮は、邪智謗法者がはびこるこの末法の世においては折伏を専らとすべきことを強調した。「佐渡御書」のなかで「仏法は摂受・折伏、時によるべし。譬《たとえ》ば、世間の文武二道の如し」と述べていることからもわかるように、日蓮は折伏を仏教における武の道と考えていたが、みずからをその武の道の行者と任じていたのである。

このように、日蓮も麻原も、日本の宗教界には珍しく武力の是認論者であり、国家・政治への志向性の強い宗教家であった。しかし両者は似て非なる者である。麻原を動かしていたものは腹黒く不純な自己の野心にすぎないが、日蓮を熱く駆り立てていたのは「たとえ自分は殺されようとも、ただただ正法を広めて国や人びとを救いたい」という純粋で一途な思いであった。「我、身命を愛せず、但《た》だ無上道を惜しむ」(仏の説かれた最上の教え、つまり真理のためには、わが身や命は惜しまない)という『法華経』の勧持品の一節が日蓮の理想であり、日蓮はその理想をみごとに自分の人生のうえに実現した人といえよう。

以下、麻原と日蓮がいかに似て非なる者であるかを検討してゆきたい。

豊かな独創性

まず第一に、前章ですでに述べたとおり、麻原の思想体系やその著作は表面的な知識の寄せ集めにすぎず独創性がまったくないのに対して、日蓮の場合はその思想に明らかな独創性があるという違いがあげられる。たとえば梅原猛はその著『仏教の思想』のなかで、

私はつねづね仏教の思想の弱点は歴史哲学の欠如にあるのではないかと思っている。キリスト教には、雄大な歴史哲学があり、その歴史哲学が、同時にキリスト教の強固な実践論をささえているのである。歴史哲学の欠如は実践性の欠如ともなるのである。こうした仏教の中にあって、日蓮の仏教はほとんど例外的である。歴史哲学の成立。私は、それが、何人によってももたらせられなかった、日蓮教義の特徴であると思う。

と、その独創性を高く評価している。すなわち日蓮は「この末世の現在こそが正法流布の時であり、法然のように西方浄土つまり彼岸の世界に未来の期待を求めるのではなく、此岸すなわちみずからが生きているいま、この歴史的娑婆世界のなかにこそ浄土の実現をはかるべきだ」と説いたのである。そして、各自がそれぞれの使命をおびてこの現実の地上世界に生まれてきた仏の使い、すなわち本化地涌の菩薩であることを自覚し、現実社会のなかで正法を実践してゆくべきことを強調したのである。末法こそが正法の広宣流布の時であるとすることによって、われわれが生きているこの「現在」がまさに最大の実践的意味をともなって肯定されることになったのである。日蓮はこの世を浄土実現の場としてたんに肯定したのみならず、みずからが生きているいまこの現在を法華経流布の喜ばしい正機として、釈迦在世の時よりむしろ逆に勝っているものとして積極的に肯定しているのである。この日蓮の歴史哲学を梅原は、アウグスティヌス(9)の歴史哲学と比

肩すべきものであると評価している。

窮地に立たされて

この日蓮思想の独自性が、佐渡流罪という人生最大の迫害・窮地のなかで生まれたことも注目に値する。迫害されたり窮地に追い込まれたりしたときの態度が、麻原と日蓮とではまったく違うのである。逮捕されてからの麻原は、責任をすべて弟子に押しつけ、自分ひとりだけ逃げよう、無罪を勝ちえようともがき、それが叶わぬと知ったとき精神の変調をきたし、死罪を免れえないこの現実から離れ、狂気の世界へと逃げ込んだのである。それに対して日蓮は佐渡流罪という受難を、

> 日蓮も又、かくせめらる丶も先業なきにあらず。……日蓮今生には貧窮下賤の者と生れ、旃陀羅《せんだら》が家より出《いで》たり。心こそ少し法華経を信《しんじ》たる様なれども、身は人身に似て畜生也。……糞嚢《くそぶくろ》に金《こがね》をつ丶めるなるべし。心は法華経を信ずる故に、梵天・帝釋をも猶、恐しと思はず。身は畜生の身也。色・心不相應の故に、愚者のあなづる道理也。……我、今度の御勘氣は、世間の失《とが》一分もなし。偏《ひとへ》に先業の重罪を今生に消して、後生の三悪を脱れんずるなるべし。

と、ひるむことなく真っ向から受けとめている（「佐渡御書」）。これも前章で論じたように、麻原は、選挙に敗北して信者のあいだで動揺が広がると、それを国家権力の陰謀のせいにして言い逃れ、みずからの犯罪性によってオウム教団が糾弾されるようになると、宗教弾圧と強弁し国家に責任をなすりつけているが、日蓮は受難を他者に責任転嫁することなく「みずからの過去世に謗法の重罪があるからこのような目に遭うのだろ

う」とそれを受けいれ、逆にこの難により前生の罪を今生で消し去れることを喜び、ついには、自分を迫害した人びとへの感謝の念すら抱くようになったのである。(10)

また麻原は、逮捕されたとき、『目の見えない私に、こんな事件がやれるでしょうか』と卑屈に逃げをうったが、同じような状況下でもたとえばイエスはまったく異なる態度をとっている。「ユダヤ人の王」と称したことを否定すれば許して放免したいと思っていた総督ピラトが、捕らえられて面前に引き出されたイエスに『おまえはユダヤ人の王なのか』と問うたとき、否定すれば命は助かるのにそれでもなおイエスは『あなたの言うとおりである』と答え、十字架の上で死ぬことから逃げなかった。イエスの死を求める者たちが主張するようにこの地上の世俗世界の王であると自称したわけではないものの、イエスは、神によって真理の世界の王としてこの世につかわされたみずからの使命を深く自覚していたので、死を前にしてもなおここで「否」と言うわけにはいかなかったのである。

日蓮も、自分を流罪にした北条氏に知られれば殺されるであろうに流罪の身でありながら堂々と「日蓮は関東の御一門の棟梁なり、日月なり、亀鏡なり、眼目なり」〔「佐渡御書」〕と高言してはばからなかった。関東の御一門とは時の権力者北条氏一門のことであるが、その世俗世界の王たる鎌倉北条一族の上に立つ「精神世界の王」としての矜持を、死を恐れることなく示しているのである。

また日蓮は、竜の口の法難として知られる死の危機に瀕したときもじつに堂々とふるまっている。日蓮がのちに身延でしたためた自伝的書簡「種々御振舞御書」によると、幕府へのたびかさなる諫言に激怒した平左衛門尉頼綱らによって捕らえられた当日の夜半、闇夜に乗じて竜の口の刑場にて日蓮の命を奪おうとした一群の武士に取り囲まれ、まさに首を斬られようとするときに、お供の者が『ただ今なり』と泣くと、日蓮は笑って『不覚の殿ばらかな、これほどの悦びをば笑へかし』と言い放ったという。このとき、江ノ島の方角に満月のように光る不思議な物体が現われ、南東から北西へと鞠のように光りながら飛んでいったため、暗闇が一転して月夜のように明るくなり、太刀取りの者は眼がくらんで倒れ伏し、侍どももこの怪異に恐れおののき逃げ出し、日蓮のまわりには誰もいなくなってしまったのである。いくら日蓮が『いかに殿ばら、かかる大科ある召人《めしうど》には遠退くぞ、近く打ち寄れや、打ち寄れや』と声高々に叫んでも、近寄る侍はひとりとしていなかった。さらに日蓮は『夜明けば如何に、如何に。頸斬るべくば急ぎ切るべし。夜明けなば見苦しかりなん』と、夜が明ける前にさっさと斬首せよと勧めたが、日蓮の堂々たる態度に不気味な恐れを感じた侍たちは逆に手を出せなくなり、けっきょく日蓮は斬首を免れることになったのである。

このように、小心者の麻原に比べると、死をも恐れぬイエスや日蓮の堂々たる態度はじつに対照的である。ここに偽りの信心と本物の信心との違いが如実に表われているといえよう。

さらに日蓮は、佐渡に流され日々死と向きあう生活のなかでもへこたれず、逆にそこでじっくりと思索を深め、先述したような日蓮独自の思想を創りあげていったのである。すなわち日蓮はその逆境を活かしきっているのである。麻原と違って日蓮はその逆境から逃げようとせず立ち向かっており、そしてそれを受けいれる健全な自我の強さが日蓮にはあるといえよう。

あふれる情愛

それと同時に日蓮には（その発露のしかたが多少一面的で片寄ってはいても）、過多ともいえるほどの、あふれんばかりの豊かな他者への愛情・エロスがあるが、麻原やオウムにはそれがまったく欠如しているのである。

慈愛あふれる日蓮の手紙のすばらしさはつとに知られたところであるが、たとえば日蓮の人間的な温情がにじみ出ている「土籠《つちろう》御書」を、前章でとりあげた「上祐獄中書簡」と比べてみると、日蓮のなかにはいかに豊かなエロスがあるかがよくわかる。この書簡は竜の口の法難の折に捕らえられて鎌倉の土籠に押しこめられた弟子日朗に送られたものである。日蓮は配流の地佐渡へと船出する前夜、身にしみる初冬の寒さに籠内にあって苦労していることであろう弟子の身を案じて、励ましつつ、再会の時を約束する情愛こまやかな書状をしたためたのである。

日蓮は明日佐渡の国へまかるなり。今夜《こよい》の寒きにつけても、牢のうちのありさま、思ひやられていたはしくこそ候へ。あはれ殿は、法華経一部を色心《しきしん》二法共にあそばしたる御身なれば、父母・六親・一切衆生をもたすけ給ふべき御身なり。法華経を余人の読み候ふは、口ばかりことばばかりは読めども心は読まず、心は読めども身に読まず。色心二法共にあそばされたるこそ貴く候へ。「天ノ諸ノ童子　以テ給使ヲ為サン　刀杖モ加ヘズ　毒モ害スルコト能ハズ」と説かれて候へば、別《べち》の事はあるべからず。籠《ろう》をばし出でさせ給ひ候はば、疾《と》く疾くきたり給へ。見たてまつり、見《まみ》えたてまつらん。恐々謹言。

これに比べると「上祐獄中書簡」は、麻原の逮捕で動揺する信者を心配するふうを装いつつ、じつは教団から離脱させないための脅迫の書にすぎないのであり、信者へのエロスはどこにも見出せないのである。

矛盾を抱えこむ力

日蓮は「佐渡御書」のなかで自分のことを「聖人のごとし」といいつつ、また同時に「身は人身に似て畜生なり」ともいうのである。この貴なるものと賤なるもののふたつの姿が矛盾しつつ、しかも、ひとつの大きな混沌たる広がりとなって日蓮の人格をかたちづくっている。自己のなかの矛盾を大きく抱え込んだまま、どちらも否定せずに、その矛盾をしっかりと生き抜いた日蓮には、「矛盾を内包した生きた現実」というものを見据える強い力があったと考えられる。そのように矛盾を内包する力があったからこそ、日蓮の信仰からは生きた宗教が生れたのである。

その点、麻原は分裂したふたつの顔をもち、それぞれ別個の姿として生きていた。一般信者の前ではつねに優しく穏やかで、慈愛あふれる至高の聖人、真理のみのために生きる禁欲的な最終解脱者としてふるまっていたが、一方、陰では、目的のためには殺人ですら平気でおこなう凶暴さと残忍さを示し、また一般信者の目の届かないところでは、信者には禁じている肉を含めていつも三人前の豪華な食事をたいらげ、身近の女性信者を力ずくで犯し、デラックスな部屋に住み、高級車を乗り回すといった世俗欲の権化のような生活(11)をしていたのである。すなわち麻原は、聖と俗・貴と賎の矛盾を抱え込む力が弱く、その矛盾をひとつの人格のなかに保持・統合することができず、その両極を解離させ、あたかも二重人格者のようにふるまわざるをえなかったのである。

欺瞞と虚偽への内省

前段で、日蓮の矛盾を内包する力の強さについて触れたが、それはつぎに述べるような日蓮の苦悩のなかにもよく表われている。

麻原は「世界で一番の超能力者」「文明最大の霊的人物」「最聖の聖者」「日本と世界の神聖法皇」「二十世紀最後の救済者」などと称して信者を集め、上祐は「二十一世紀の大黒柱」になるべしとの天啓を受けたと豪語し、現在アーレフに君臨している。また一方、日蓮も「われは日本の柱なり」とか「われは日本国の大船なり」と大言壮語するなど、万能的で誇大な自己意識の持ち主として知られている。

しかしその反面、日蓮という人は、えせ者としての自己意識[12]を抱いていた人でもある。彼は外にむかっては誇大的ともいえる激しい自己主張をしつつ、内面では「日蓮よ、おまえは法華経の行者ではないのではないか？　法華経の行者ではないとすれば、おまえは大いなるえせ者、その誤った説によって多くの人間に多くの苦難をもたらした天下第一のえせ者ではないのか？」という厳しい問いかけを自己にむかって発していた人でもあることを見落としてはならない。この自己にむかっての厳しい内省の問いかけが、麻原には、そして上祐にも、決定的に欠けていたといえよう。

信じつつも疑うこと

「日蓮は日本一のえせ者なり」とみずから苦悩し、おのれの信仰の欺瞞性と虚偽性に厳しい内省の目をむけ続けた日蓮の態度は、「われわれ精神療法家はみずからの臨床的営為に対して、つねに信じ、かつ疑い続けねばばならない」[13]というアドルフ・グッゲンビュール－クレイグの言葉を想起させる。グッゲンビュール－クレイグは、クロード・レヴィ－ストロースが紹介したカナダのクワキウートル族のシャーマン、クエサリドの伝記[14]をもとに、精神療法家のとるべき態度について論じている。

クエサリドという男はシャーマンの力を信じていなかった。そのインチキをあばいてやろうと、シャーマンになるためのトレーニングを受けだした。そこでもっとも重要な技術として学んだことは、鳥の綿毛（ダウン）を口の隅に隠し、ほどよいところで自分の舌をかむか歯茎から血を出すかして、この綿毛を血まみれにして吐き出し、おごそかにそれを病人とそこに居並ぶ人たちに見せて、これが自分の吸い出しによって患者の身体から追い出された病気の本体であると信じ込ませるトリックである。

このことによってクエサリドは、やはりシャーマンの治療はインチキであったと確信するが、病人に実際試してみると、なぜかこのインチキ・トリックが劇的に効いて病人が治ってしまうのである。他のシャーマンが治せない難しい病人も、クエサリドはこのインチキ・トリックでつぎつぎに治してしまい、やがて「大シャーマン」として有名になってしまうが、けっして批判的精神を失うことはなかった。すなわち、当初のようにシャーマニズムはたんなるインチキにすぎないと全面的に否定しさるのではなく、どこかである面インチキであると疑いつつ、でも本物でもあると信じるようにもなっていたのである。

このクエサリドの事例に触発されてグッゲンビュール－クレイグは、精神療法はいつも本物であると同時にインチキであり、われわれ臨床家はみずからの精神療法をつねに信じておこないつつ、他方でそれを疑い続けなければならないと説いている。信じつつも疑うというこの姿勢によって、われわれの臨床活動が生きた「癒しの儀式 *healing ritual*」として、辛うじてその生命力と柔軟性を保ち続けることができるのである。いっさいの疑念なく百パーセント信じるようになれば、そこからは硬化したドグマが生まれ、また、なんの信もなく完全に嘘と思いつつ治療をおこなうならば、それは詐欺行為にすぎなくなるであろう。

こうして本章の最後に、精神療法における「信じることと疑うこと」の大切さについて考え、疑念なき臨床の危うさと信念なき臨床のペテン性にふれたわけだが、これを継いで次章からは、とりわけ臨床の場における〝空想虚言〟と〝神話賦与〟の違いについて考察を深めてゆきたい。

（1） 麻原は創価学会の池田大作名誉会長をサリンで二度にもわたって殺そうとして失敗した。それだけ彼が日蓮およびその衣鉢を継ぐ者のことを意識していた証左ともいえよう。

（2） 本節は以下の著作を参考にしている――久保田正文『日蓮 その生涯と思想』〔講談社現代新書 一九六七年〕／兜木正亨校注『日蓮文集』〔岩波文庫 一九六八年〕／紀野一義・梅原猛『仏教の思想12 永遠のいのち〈日蓮〉』〔角川書店 一九六九年〕／紀野一義『名僧列伝（三）西行・源信・親鸞・日蓮』〔文藝春秋 一九七七年〕。

（3） サンスクリット原語チャンダーラの音写。インドの社会で最下層に属する身分で、狩猟・屠殺などを生業としていた。上位の階層からは触れるべからざるものとして差別され、不可触民と称された。

（4） 「明なる事、日月に過ぎんや、浄き事蓮華にまさるべしや。法華経は日月と蓮華となり、故に妙法蓮華経と名《なづ》く。日蓮、又日月と蓮華との如くなり」〔「四条金吾女房御書」〕、「一切の物にわたりて、名の大切なる也。……日蓮となのる事、自解仏乗《じげぶつじょう》（みずから仏の教えを解している）とも云ひつべし」〔「寂日房御書」〕とみずからが述べているように、日蓮にとっては、名は体を表わす大事なものであり、日蓮と名のることは、仏教の真髄を知ったという自負と法華経の行者としての並々ならぬ信念を物語るものでもある。

（5） 法華経によると菩薩にはふたつの類型があり、歴史上の釈尊の教えを受けながらも真の仏・永遠の仏としての本仏をまだ知らぬ釈化の菩薩と、その釈尊の本体がじつは久遠の昔に成道した永遠の仏すなわち久遠実成の釈尊であることをすでに知る本化の菩薩とを区別する。本化の菩薩は、末法の世に大地から涌き出て法華経を弘通するので、地涌の菩薩とも呼ばれ、上行菩薩をその筆頭とする。

（6） ポアとはチベット語で「意識の転移」を意味し、意識を身体から抜きとってより高次の聖なる次元へと移しかえるチベット密教のヨーガ的秘法のことをいう。そこには人を殺すという意味はまったく含まれてはおらず、麻原がみずからの殺人を正当化するために意味を勝手にねじまげてしまったのである。他者にこの秘法をおこなうときには一種の脱魂作用となり、みずからに課するときには自身の意識の空無化とともにこれを仏の世界へと移行させる修行となる。より詳しくは以下の二書を参照されたい――川崎信定訳『原典訳 チベットの死者の書』〔筑摩書房 一九八九年〕／宮内勝典『善悪の彼岸へ』〔集英社 二〇〇〇年〕。

（7） 仏法に帰依した在俗の男性。

（8） 「殺生・偸盗・邪淫・妄語・飲酒《おんじゅ》をするな」という在家信者の守るべき五つの戒め。

（9） 初代キリスト教会最大の教父にして西方ラテン・キリスト教会の代表的神学者〔三五四 - 四三〇年〕。罪の所産として利己的な目的を追求する地上の悪魔の国と、神と永遠の善を求める天上の神の国の対比を通じて、そのふたつの国の格闘と最終的な神の国の勝利という統一理念によって歴史を把握し、西洋最初の歴史哲学を展開した。

（10） 日蓮は佐渡流罪が赦免されて身延に退いてのち、五十四歳の年に「種々御振舞御書」のなかで、「日蓮が仏になるべき第一の味方として、東条景信、法師では極楽寺良観、建長寺道隆、道阿弥陀仏、また平左衛門尉頼綱、北条時宗殿がおられなかったら自分はどうして法華経の行者になりえたであろうか、だからそれらの人たちの存在を自分は悦んでいるのだ」と、かつての敵・迫害者への感謝の意を表わしている。

（11） 江川紹子『救世主の野望 オウム真理教を追って』〔教育史料出版会 一九九一年〕／田村智・小松賢壽『麻原おっさん地獄』〔朝日新聞社 一九九六年〕。

（12） 註2梅原の前掲書。

（13） Guggenbühl-Craig, A., Analytical rigidity and ritual. *SPRING 1972*; 34-42, 1972.

（14） Lévi-Strauss, C., Le Sorcier et sa magie. *Les Temps modernes*, IV, No. 41; 121-138, 1949. ――この論文は、一九七二年にみすず書房より刊行されているレヴィ - ストロースの論文集『構造人類学』〔荒川幾男他訳〕に再録されている。

第三章　欺瞞の功罪——セノイの夢理論

さて、前章まではもっぱら宗教家たちをとりあげて〝空想虚言〟について論じてきた。しかしじつは宗教の教祖だけではなく、宗教家と同じように魂と関わる仕事に携わるわれわれ精神療法家にも〝空想虚言者〟と目されている人物がいることを忘れてはなるまい。その一例として、本章ではキルトン・スチュワートという人物をとりあげ、そのなかで《生きた神話》のなんたるかを考えてゆきたい。

神話化された夢理論

かつて一世を風靡したキルトン・スチュワートの名も、いまではすっかり忘れ去られつつあるので、まずは彼の生涯と業績を紹介しておきたい[1]。

キルトン・スチュワートは一九〇二年にユタ州のプロヴォで生れたアメリカ人で、心理学の修士号と人類学の博士号を持ち、一九二〇年から四〇年にかけて世界中を旅して暮らしていた。その間、日本のアイヌ、台湾の首狩り族、フィリピンのネグリトおよびヤミ族、マラヤ〔現 マレーシア〕のセノイ族など、いくつかのアジア諸国の部族民を訪ね、フィールドワークをおこなっている。また一九三五年の夏にはパリでランク派(2)の精神分析の訓練を受け、その後パリや北京の精神病院で働いて精神分析家としての経験と理論武装に磨きをかけたという。一九四〇年に世界放浪の旅からアメリカに帰国したスチュワートは、一九六五年に癌で死ぬまでの二十五年間の大部分を、ニューヨーク市で精神療法家として開業しながら過ごしていた。ランク流の精神分析と夢を用いた独自の治療法によって患者をみていたという。

一九三四年と一九三八年のマラヤでの二度にわたるフィールドワークをもとに仕上げた一九四六年の博士論文に大幅に手を加え書き直された一九五一年の論文「マラヤの夢理論」で、スチュワートは、夢をコントロールすることによって平和で理想的な社会を実現することに成功したマラヤの未開民族セノイのことを報告した。それが十年あまりの沈黙を経て、突如、大ブレークし、一九六〇年代から七〇年代にかけてのアメリカの精神的・文化的な運動（とりわけヒッピー運動）に多大な影響を与えることになった。

たとえば、人間の潜在能力を開発する運動の最先端にあったカリフォルニア州ビッグ・サーのエサレン研究所では、このセノイ族による「夢活用理論」の紹介と実践が熱心におこなわれていたし、また同じくカリフォルニアのバークレイにはユング派セノイ研究所なるものもつくられ、セノイの夢理論の普及に大きく貢献した。さらに一九七四年に、アメリカの心理学者パトリシア・ガーフィールドが『創造的な夢見』(3)を著わし、そのなかで「セノイの夢理論」を詳しく紹介したが、この本がベストセラーとなり、そのため一般の人びとのあいだでもセノイの夢理論が広く知られることとなった。ガーフィールドはみずからマレーシアにおもむき、セノイ族から直接話を聞いて、スチュワートの報告が正しかったことを確認したと主張したため、セノイの夢理論に懐疑的だった人びともついには説得され、ここにセノイの夢理論の神話化が完成されることになった（日本でも、一九八三年に『現代思想』に中沢新一がこの論文を紹介し[4]、こころや夢、精神世界に関心をもつ多くの人びと、とりわけユング派のなかに少なからぬ影響を及ぼした）。

ところが、一九七八年に二人のドキュメンタリー映像作家がセノイ族の住む地域から戻り、スチュワートの述べたような事実を見ることができなかったと報告して以来、つぎつぎに疑問がもちあがりだし、最終的には一九八〇年代の半ばごろに、とりわけ心理学者で社会学者でもあるウィリアム・ドムホフの詳細な実地研究によって、キルトン・スチュワートの述べた事実はまったく存在しないことが明らかになった。それ以降キルトン・スチュワートは、ときに「詐欺師」といった汚名を着せられたあげく、急速に世間から忘れられることになってしまったのである。

ユートピアの創出

では、その毀誉褒貶のはなはだしいキルトン・スチュワートのセノイの夢理論とは、いったい如何なるものであろうか。一九五一年の彼の論文「マラヤの夢理論」[5]をもとにそれを紹介することにする。

セノイ族とは、マレー半島の中央山岳地帯にある熱帯雨林のなかで伝統的な生活を営む総人口二万から三万の未開の部族で、テミアー族とセマイ族の二つの集団からなる。この二つのセノイ部族は十五人から百人ほどからなるゆるやかな小集落を形成し、竹や籐や藁などを巧みに使って作られた細長い共同住宅に住み、焼畑農業、狩猟、漁業を営んでジャングルのなかで生活している。セノイ族の第一の関心事は畑であって、キャッサバ、とうもろこし、稲のほか野菜と二、三の果樹を栽培している。二年から三年に一度、土地が痩せてくると新しい畑を開墾するためジャングルのなかを移動してゆく。彼らはまた竹の吹筒と毒矢を使って、りす、猿、野豚などの小動物を狩る。狩りから戻ってきた猟師たちは、喜びの踊りとともに熱狂的に迎えられ、獲物の肉は村の皆のあいだで平等に分けられる。セノイの女性たちは籠やマットを編み、ジャングルで果物を摘み、畑仕事を手伝い、籠を使って川で魚を捕まえたりする。

スチュワートによると、セノイ族ではここ二、三百年にわたって暴力犯罪や集落間の争いはまったく起こっていないと報告されている。彼らの社会には、暴力事件や武力対立がないばかりではなく、完璧なこころの健康を保ち精神疾患すら存在しないという。それについてスチュワートはこう述べている。[6]

セノイ族はたぶん、これまで報告された人類学上の文献のなかで、最も民主的な民族である。セノイ族の社会には、警察、監獄、精神病院といった、いわゆる社会的コンセンサスを持ち得ない、あるいは持とうとしない人々を監禁したり、強制するような制度がないのである。そして家族、経済、政治といった分野においてセノイ族の社会は、純粋に約束、同意という民主的コンセンサスに沿って動いているのだ。

セノイ族の社会について研究を進めてゆくと、自ら発見、工夫し、発展させていった心理学の体系によって、彼らは高度な社会的かつ身体的な協調と統合に到達してしまっているように思われてくる。しかしこの心理学的体系の原理は、ヨーロッパの科学的思想の言語によっても理解されると思われる。

すなわちセノイ族は、みずからのユニークな心理学的システムをとおして、高度な精神的統合および感情的成熟を獲得し、それに基づいて平和で民主的なユートピア的社会を実現しているというのである。このユニークな心理学的システムこそが、以下に説明する「セノイの夢理論」というわけである。それが如何なるものであるかを知るために、スチュワートの論文を少し詳しく引用してみることにする。

「夢解釈」は、幼児教育の根幹をなすものであり、セノイ族の大人にとってみれば、当然知っているべき知識のひとつなのである。セノイ族の社会では、日常あたりまえのこととして、人々は自分の家族が見た夢について、「夢解釈」による心理療法をほどこしている。つまり「夢解釈」は社会のなかで、教育上欠くべからざるものとして、また日常の社会的交流をつくり出すものとして位置づけられているのである。セノイ族の朝食の風景は、まるで夢の治療をほどこすための病院であるかのような印象を与えるのだ。その場では父親と年長の兄弟達が、子供達の夢に耳を傾け、分析を行っている。そして家族の治療が終ると、今度は男達は集会所に集まり、そこで部落全部の男達と子供達の夢が報告され、分析されるのである。

ガーフィールドはこの有名な「朝の夢のクリニック」の情景とそれに引き続くセノイ族の一日の生活ぶりを、さらに具体的かつ叙情豊かにつぎのように紹介している。[7]

セノイ族の一家が朝を迎えた。母親は朝食の果物を用意している。外では椰子の葉が涼しい朝の風にかさかさ鳴っている。猿たちの鳴き声が聞こえるなか、ときおり、近くの朝靄のたちこめたジャングルから象のラッパのような鳴き声が聞こえてくる。ザクロの木でインコがさえずっている。光り輝く蝶があけはなした窓をかすめ飛ぶ。家のなかでは、おじやおばやいとこや訪ねてきたまたいとこたちが共同長屋のとなり合った部屋部屋で、それぞれ朝食の支度をしていた。姉は飾りのついた腰布をすでに身にまとって、波打つ長い黒髪に摘んだばかりの匂いのよい花をさしている。姉が葉の皿と竹の椀を並べる。祖母は所在なげにビンロウジュの実を噛んでいる。八歳になる息子はまだ眠たそうな瞼をこすりながら、朝食の座につく。ココヤシの実の採集のために飼っている猿が分け前をねだる。ドリアンやパラミツやバナナが一同にいきわたる。みながそろって食事にかかると、父親がその日一日でいちばん大切なことを聞く。

「さて、ゆうべはどんな夢をみたのかな？」

実は「昨夜、どんな夢をみた？」というこの問いこそ、セノイ族の暮らしにとっては最も重要な問いなのだ。

毎朝、食事の折に、老いも若きも家族こぞって自分のみた夢を聞かせる。「わからない」とか「思い出せない」とか言う者はひとりもいない。なにしろ、夢は彼らの暮らしをささえる大事な役目を持っているのだから……。

生れてから死ぬまでの行動は、個々人のみる夢によってほぼ決まってしまう。子供たちは言葉を覚えるとすぐ、朝食のときには自分の夢を話すようにしつけられる。年長の家族たち——父親、母親、祖父母、兄や姉たち——はみな、みた夢の話をした子供をほめてやる。それから、夢のなかでいったい何をしたの？　とその子にたずねる。そうしてセノイ族の方式に照らしてみて、夢のなかのどんな行動が間違っていたのかを子供に話して聞かせる。正しく振舞ったときには祝ってやる。それから、夢の内容と関わるようなことをこれまでにしたかどうかたずねる。また、これからみる夢のなかではどんなふうな態度や行動をとればよいのかを教えてやる。そして最後に、その夢のなかのできごとにもとづいて、どのような社会的行動をとったらよいのかを、子供に話して聞かせる。

朝食の座でたがいの夢を分かちあうのがすむと、家族の大半は村会へ出かける。そこでも、夢の討議が真剣に続けられる。男や、青少年や、女も何人か、みな自分の夢をもっと大きなグループと分かちあう。それぞれのみた夢のシンボルや状況の意味を話し合うのだ。村会のメンバーの誰もが、夢の意味について自分の意見を述べる。夢の意味について合意をみた部族の者たちは、それをグループのプロジェクトにする。セノイ族の人びとは日常生活の活動の大半を、村会での討議からもたらされた解釈や決定にもとづいて決める。
こうして親睦が深められ、部族の成員は夢の告げたプロジェクトを組織し、部族の引越しの時期についてさえも、夢を討議してから決めるのである。大人は、子供たちが夢のなかでみた、手細工やからくり仕掛けを作るのを手伝う。こうして夢にヒントを受けた活動で一日は過ぎていく。夜になると、人びとはみな床に就き、夢をみて、また夢の指図に従う一日が訪れる。

このようにセノイ族は、夢を皆で共有して解釈しあい、それに従って日々を生きていくという。夢に基づいて創造的に生きるためには、夢の世界のすべての存在と力に立ち向かい、それらとうまく関わり、かつ思うままに使いこなすことができるようにならねばならないとされている。すなわち、夢をコントロールすることが必要であり、その技法を日々の朝食時の食卓で子どもたちに教えるのは、父親をはじめとする大人の重要な役割のひとつだという。その具体的な例を、スチュワートはつぎのように呈示している。

私がセノイ族のなかで見出した、最も単純だが不安と恐怖に満ちている夢は、「降下する夢」である。子供がこの「降下する夢」について報告する時、大人は興奮して次のように答えるのだった。「それは素晴らしい夢を見たものだ。夢のなかでも最高のものだ。おまえは、どこに落ちて行ったんだ。そして何を見つけたんだ」。……子供ははじめ、私達の社会においても同様であろうが、「素晴らしいなんてとんでもない。とても恐ろしくて、どこかに行きつく前に目がさめてしまったよ」と答えるのだった。
するとそれは間違いだ」という答えが、社会的権威の象徴である大人から返ってくるのだ。「夢のなかの行為は全て、ある目的を持っているものだ。ねむっている時は、理解できないかもしれないだろうけどな。しかしどこかに落ちてゆく夢を見た時は、気持ちを落ち着けて、その夢を楽しまなくてはいけない。落ちてゆくということは、精霊達の住む世界にたどりつくための、いちばんの近道なのだよ。夢のなかでは精霊達の力が、おまえのすぐ目の前にあるんだ。今度また同じような夢を見た時には、私が言ったことを思い出しなさい。そうすれば、おまえをひきずり落としている力の根源へと旅をしていることがわかるだろう」。

「おまえをひきずり落とそうとしている精霊は、おまえのことを好きなのだ。彼らは、おまえを自分達の国に連れていこうとしているだけなのだから、おまえはただ気持ちを落ち着けて、夢を見続けていればよい。そしてついに精霊達と出会った時、おまえは彼らの持つ恐るべき力に怯えてしまうかもしれない。しかしそのまま、夢を見続けるのだ。死にそうだと思っても、それはただ、別世界の力を受けとっているにすぎないのだから。この力は、今までおまえの心のなかで不快な、敵意のあるイメージとして存在していたものだ。しかし今やおまえが望むなら、おまえとひとつになりたいと願っているのだ」。

驚くべきことに、このような助言、賞讃、批評、命令等を受けることで一定の期間を過ごすと、降下する夢に対して当初持っていた恐怖感は、次第に飛ぶことの喜びへとかわってゆくのである。

すなわち訓練しだいで、落下する恐怖の夢を飛翔の喜びへと変えてゆくことができるというのである。さらにスチュワートは敷衍して、すべての人は自分の夢つまり精神世界の絶対的な支配者であり、主であるはずで、そこに存在するあらゆる力の援助と協力を取りつけることができるよう、社会は権威をもって子どもたちを教育しなければならないと述べている。夢のなかに登場する力や人物はすべて真実であり重要なものであり、本質的には永続性があることを子どもたちに教え、自分たちの社会に有益なものとなるようそれらをうまくコントロールすることを学ばせねばならないのである。

このようにして「個々人が夢をコントロールできるようになり、さらにそれを他者と共有することによって、創造性の育成と精神の健康がもたらされるのみならず、平和で調和的なユートピア的社会をも実現することが可能である」とするスチュワートのセノイの夢理論は、一世を風靡することになった。ところが前節末尾で述べたように、その後、実際のセノイ族においては朝食時の夢のクリニックも夢をコントロールする特別な技法も認められず、スチュワートの呈示したような特異な夢理論を持ってはいないし、また実践することもない、ということが実証されてしまったのである。そのうえ、現実のセノイ族の社会では、西洋の現代文明社会ほどではないにしても暴力事件もあれば精神病もあることが明らかにされている。実際、皮肉なことに、スチュワートにセノイ族のことを紹介したイギリスの人類学者ハーバート・ヌーンは、セノイの女性と結婚しセノイの集落に住んでいたのだが、三角関係のもつれから彼はセノイの若者に吹矢で殺されてしまっていた。この事実も、セノイの社会がけっしてユートピアではないことを如実に物語っているといえよう。

二人のほらふき？

キルトン・スチュワートはたいへんな話し上手で知られ、話術の名手として周囲の人を魅了してやまなかったといわれている。そのすぐれたストーリー・テラーぶりは、実の弟によって「細部を正確に語ることが語りを損なうのであれば、細部の正確さにはこだわらない男」として形容されているほどである。話はしばしば芝居がかって大げさになることもあり、たとえば一九三四年のせいぜい二、三週間のセノイ族の村への滞在を、二年後の報告では二、三カ月と誇張し、二度目の一九三八年の七、八週間の滞在も、八年後の博士論文では十カ月となり、さらにその五年後の前節でとりあげた論文「マラヤの夢理論」ではなんと一年も滞在したことになってしまっている。第一章でとりあげた〝空想虚言者〟麻原彰晃も、ほんのちょっとインドに立ち寄っただけなのに何年も修行したかのような顔をしており、どんどん話が大きくなるという〝ほらふき〟特有の誇大性という点では、麻原もスチュワートも似たりよったりのところがある。

じつはセノイの夢理論の神話化を完成させたガーフィールドも、ジャングルのセノイ族の集落には行ってはおらず、ジャングルから遠く離れたゴンバク原住民診療所で働いていた二、三人のセノイ族の人とわずかばかりの話をしただけで、しかもその会話は英語からマレー語へ、マレー語からセノイの言葉へと、二人の通訳者を介しておこなわれているのである。伝言ゲームのコミュニケーションのズレと伝達内容の不正確さを想起すればわかるように、安直で間接的なこのような調査は真のフィールドワークとはとても言いがたいが、彼女は「直接セノイ族と話をし、彼らの夢の実践について研究し、スチュワートの主張の正しさを実証した」かのように述べ、一冊のベストセラーを書きあげたのである。

たった二、三人との接触で「セノイの夢理論」を堂々と展開できる凄さには言葉を失うしかないが、わずかな素材に多くの「投影」をなげかけて彼女の本が作りあげられたものであることがよくわかる。*

＊　もっとも、われわれ臨床家のなかにも、たった数例の経験をもとに壮大な理論構築をしてしまう大胆な仲間もおり、数例（ひどい場合はわずか一、二例）の臨床経験だけで、あとは文献的資料と豊かな空想力を駆使して机上に流麗たる理論を展開し、種々の疾病論や治療論を堂々と語る、ガーフィールドに勝るとも劣らぬ剛の者が多々いる現実に目をそむけてはなるまい。精神療法家にとって空想虚言者は「影の兄弟」であり「裏の顔」であり、二つの世界はわれわれが思っている以上にじつはとても近しい関係にある、ということを忘れてはならないのであろう。

ペテン師か神話賦与者か

しかしながら私としては、キルトン・スチュワートを〝空想虚言者〟ないしはたんなるペテン師として非難し排斥するのではなく、現代の「神話賦与者」として理解すべきである、と考えている。たしかにスチュワートの述べたことは客観的事実ではなかったが、その当時の多くの人びとの心的リアリティに合致していたため熱狂的に支持されたということを見逃してはならない。もちろん、当時のヒッピー文化の願望をうまくすくい上げたこともその熱狂的支持に一役買っていようが、それだけではなく、そのころの大多数の人びとの心的リアリティの神話化をなしたという側面も重要である。だからこそ多くのユング派をはじめ、とりわけ夢の臨床に関わる多くの人びとの支持を得たのである。実際、私の夢分析のリアリティにもとてもよく合致しており、そういう意味ではスチュワートのセノイの夢理論は、科学的には真実ではなく正しくもないが、心理学的にはリアルであり、意味深く、有効妥当であるといえよう。

もしスチュワートが「セノイの夢理論」としてではなくスチュワート自身の夢理論として提出しておれば非難されることもなかったであろうが、ユートピア的なセノイの夢理論という〝おはなし〟のかたちで呈示したことによって、かえって豊かにわれわれのイマジネーションが掻き立てられる結果になったともいえるのではなかろうか。ある意味では、ユングやフロイトの正当な夢理論よりも、おはなしとしてのセノイの夢理論の方がはるかにわれわれのイマジネーションを創造的に刺激し、豊かに掻き立ててくれるのである。

スチュワートが〝空想虚言者〟でないといえるのは、彼のセノイの夢理論が、たんなる自我の願望充足に基づくものではなく、魂のリアリティを表現した豊かなイマジネーションの産物だからである。すなわちセノイの夢理論とは、スチュワートの「創造的なイマジネーション」のセノイ族への「投影」であるといえよう。あるいはそれはメタファーとして理解すべき性質のものなのである。

カルロス・カスタネーダの呪術師ドン・ファンの物語も、現在ではカスタネーダのでっちあげだと考えられているが、(8) それをたんなる〝虚構〟として排斥するのではなく、セノイの夢理論と同一の視点から眺めてみることができるのではなかろうか。つまりそれを、カスタネーダの創造的なイマジネーションが、魂のリアリティを表現するために生み出したひとつの《生きた神話》として理解してもよいのではあるまいか。

自我によるコントロール願望

しかしこのスチュワートのセノイの夢理論にも、ひとつ大きな疑問点がある。それは、彼の夢理論が、人間には自然環境のみならず、人間の性格や精神内界も開発・陶冶し、それをコントロールすることができる、というアメリカ的な素朴な信念の具体化であり実体化でもあるという点であり、ここだけは自我の願望の投影された部分であるように思われる。

たとえば先に引用した「落下の夢」についての記述は、最後の二行「驚くべきことに、このような助言、賞讃、批評、命令等を受けることで一定の期間を過ごすと、降下する夢に対して当初持っていた恐怖感は、次第に飛ぶことへの喜びへとかわってゆくのである」といういかにも楽天的で万能感に満ちた嘘っぽい部分を除けば、かなりうまく魂のリアリティを表現した的確なメタファーとなっている。

ちなみに私も（最後の二行を除けば）ここで描写されているセノイの父親の夢へのアプローチに同意し、納得し、かつ実際に日々の夢分析の臨床のなかでそれとほぼ同じことを実践している。「夢の登場人物は、彼らを恐れたり、彼らから逃げようとするときにのみ邪悪であり、彼らと直接に対決するのを拒んでいるかぎり、邪悪で恐怖を感じさせるものであり続ける」とスチュワートが強調しているくだりは、私の夢分析のリアリティと完全に合致しており、そのため私も、アナリザントに夢のなかの恐ろしげな登場人物から逃げ出さずに向きあい、さらに話しかけることを奨励することも多い。そうすることによって初めは邪悪に見えた夢の人物がしだいに好意的な姿に変容し、ときとしては夢見手の危機を救ってくれたり、大事な場面で知恵をさずけてくれたりするようにすらなることがあるのである。

しかし、私が夢の登場人物に語りかけようとするのは、その夢のイメージと創造的なかたちでつながることができるようにするため、すなわち関係性を確立しようとしているからであって、けっしてそれをコントロールしようとするためではない。自我は無意識のイメージとつながることはできても（したがっていくばくかの影響はあたえることはできても）、けっしてそれを意のままにコントロールすることはできないのである(9)。ところがスチュワートは、セノイ族に仮託して、すべての人はみずからの夢の世界の絶対的支配者であるべきであり、夢のなかのあらゆる力と人物をみずからと社会のために役立てるよう、それらを脅しつけ、制圧し、服従させること、すなわちコントロールすることを学ばなければならない、と主張している。

さらにガーフィールドはその著書のなかで、スチュワートによるとセノイ族は夢のなかに出てくるイメージをすべて、神々のイメージでさえコントロールできるようになる、と述べているが、じつはスチュワートの論文ではそこまでは言いきっていない。これはむしろガーフィールド自身の、スチュワートをさえも上まわる強力な「自我のコントロール願望」の投影と見るべきであろう。大多数の民族では夢は神々との出会いの場であり交流の場であり啓示の場であるという、従来文化人類学によって示されてきた見解とはずいぶん異なるが、神々をさえコントロールしようとする、あるいはできるとするアメリカ的自我の万能感の強大さには圧倒されてしまう（自我の謙虚さがまったく無くなっているところに、今日のアメリカが国家としてまた社会としてかかえる深い病根の一端があるようにも思われる）。

コントロールとは自我に属するものであり、コントロール願望が強くなると、麻原のごとく〝空想虚言〟に堕してしまう危険性が大きくなる。そして《生きた神話》からは遠ざかってしまうのである。

ここまで見てきたことからもわかるように、スチュワートに（悪意はなかったとしても）虚言傾向があったことは否めない。しかしスチュワートは、人種差別と社会的不平等をこころから憎み、現在の資本主義社会における富と権力の極端な偏りをきびしく糾弾し、すべての人間が平等で平和に暮らせる原始共産社会の実現を望む、夢想家であり純朴な理想主義者であった。その自分の理想をセノイ族の社会に投影してしまったために、自身が人びとの精神の健康と世界の平和を純粋に願うあまり、結果としてセノイの夢理論という〝神話〟を創出してしまったのである。彼のなかには、それで金もうけをしようとか、地位や名誉を得ようなどという利己的な意図や、（自分自身の夢を支配することは願っても）他者や世界を支配しようとする意図も野心もなかったのである。すなわち、スチュワートの根底にあったのは他者や世界へのエロスであった。それがあるか否かが、神話になるか空想虚言になるかの境目になるといえよう（第一章で見たごとく麻原にはそれが根本的に欠如しており、前章で述べた日蓮や本章のスチュワートには豊かなエロスがあったのである）。

人間はユートピア（語源的には「どこにもないところ」の意）を追い求めるものである。キルトン・スチュワートはセノイにユートピアを求め、一九六〇年代から一九七〇年代にかけてのアメリカ人もスチュワートと同じ夢を見、またベルリンの壁が崩壊するまでは（とりわけ冷戦時代は）多くの知識人が社会主義や共産主義にユートピアを投影していた。また最近まで、日本の悩める若者はオウムにユートピアを投影していた。

そして現在のカウンセリング・ブームの背後にも、そのユートピア願望がうごめいていることに気づくべきである。その投影を無自覚に引き受けるとわれわれ精神療法家は麻原の二の舞になりかねない、ということを充分に自戒すべきである。臨床という仕事ではいつもその危険性と隣りあわせにいることをけっして忘れてはならないと思う。

（1）キルトン・スチュワートに関する資料、とりわけ伝記的資料はすべて以下の著作に負うているので謝して記したい――ウィリアム・ドムホフ『夢の秘法 セノイの夢理論とユートピア』奥出直人・富山太佳夫訳〔岩波書店 一九九一年〕。

（2）オットー・ランク〔一八八四－一九三九年〕によって創始された精神分析の一学派。ランクは、師であるフロイトが強調したエディプス・コンプレックスの代わりに、出産のときに味わう外傷的な体験すなわち出産外傷を、すべての神経症の原因の中核にすえた。出産は新生児にとって、生理的・心理的に安全な場所からの強制的な分離を意味し、深刻な不安を惹起する外傷体験となる。これが後年のあらゆる分離に基づく不安反応の原型となり、自立や主体性を損なう大きな要因と見なされ、患者の課題は自己の意志を主張できるようになることだ、とランクは考えた。この意志の主張は、新しい出生すなわち創造的で自立した個性の新たなる誕生の意味をもち、意志療法 *will therapy* と名づけられた。ランクはまた、精神分析の伝統である長期間の治療は必ずしも必要ではないと考え、治療の終結時期をあらかじめ設定した期間限定の短期集中療法を提唱した。これは、治療の終結すなわち母親としての治療者からの分離とそれに伴う不安に直面してそれを乗り越えてゆくことが患者の成長につながる、という考えに基づいたものである。

（3）Garfield, P., *Creative Dreaming*. Ballantine Books, New York, 1974. 花野秀男訳『夢クリニック 夢を実生活に活用する』〔白揚社 一

九八四年〕。
（4）中沢新一解説・迫田信訳「マラヤの夢理論」『現代思想』一一巻九号〔二四三‐二五五頁　一九八三年〕。
（5）註1および4の文献に、この論文の全訳が収録されている。
（6）以下の引用も含めて、註4の訳文による。
（7）註3の訳書。
（8）de Mille, R., ed., *The Don Juan Papers: Further Castaneda Controversies.* Ross-Erikson Pub., Santa Barbara, 1980.
（9）無意識のイメージと創造的につながるかわりに自我がそれを思うがままにコントロールしようとすることの危険性と不毛性については、拙著『分裂病の神話　ユング心理学から見た分裂病の世界』〔新曜社　一九九四年〕第四章第三節のなかで詳述している。

また、私がかつて経験した強迫神経症のあるケースでは、夢のなかで夢と気づく（このような夢を明晰夢 *lucid dream* という）や、患者は自分の夢をコントロールしはじめた。しかも願望充足的に、現実の生活のなかではとてもかなえられないようなことを、好き放題にやり出したのである。しかし治療が進み強迫症状が改善するにつれ、不思議なことに、夢のなかでコントロールができなくなっていったのである。あるいは、強迫症状がなくなり自我のコントロール願望が減少するにつれ、夢のなかでコントロールしようとしなくなったというべきかもしれない。つまり、治療の進展に伴い、むしろ無意識を、自我を超えたものとして正しく受けとめ、それと向きあえるようになってきたのである。その後の夢分析が創造的なものに深まっていったことはいうまでもなかろう。

第四章　神話がつむぎ出される時
――精神療法のなかで

前章では、キルトン・スチュワートの神話賦与やユートピア創出をとりあげながら、最後に臨床家が自覚すべき陥穽にもふれたところである。そこでこの章では、第Ⅰ部の終論にふさわしい精神療法の二人の巨星に登場してもらい、〝嘘〟や〝妄想〟と紙一重の《生きた個人神話》についてさらに踏み込んで考えてみたいと思う。

二十世紀最大の神話賦与者

精神分析の創始者ジグムント・フロイト〔一八五六‐一九三九年〕は、キルトン・スチュワートとある意味ではとてもよく似ている。まずもって、フロイトの唱えた理論はほとんどすべて、現在、自然科学的には誤りであるといわれている。

たとえば汎性欲主義《パンセクシュアリズム》と称されるフロイトのごく初期の神経症理論はつぎのようなものであった[1]。

フロイトはまず神経症を、その原因が現在にあり、現在の不適切な性生活に起因する「現実神経症」と、その原因が過去にあり、幼小児期の抑圧された性的葛藤に起因する「精神神経症」とに二大別した。さらに現実神経症を神経衰弱と不安神経症とに分け、前者は過度のマスターベーションによる性的エネルギーの消耗に原因があるとし、後者は膣外射精による性交の中断などによる性的刺激の頓挫に基づく性的エネルギーの鬱滞が原因であるとした。またとりわけ精神分析のよい適応となる精神神経症については、ヒステリーと強迫神経症とに分別してその病因を考察している。まずヒステリーについては、その真の原因は幼小児期に受動的に体験された大人からの性的な悪戯や虐待にあるとし、すっかり抑圧され忘れ去られていたそのような性的外傷体験が、思春期以降、些細な原因によりふたたび刺激され力を取り戻し、いま、現実の心的外傷であるかのように振舞いだしたものであると考えた。それに対して強迫神経症では、その真の病因はやはりヒステリーと同様、幼小児期の大人からの性的悪戯ないし虐待にあるものの、ただしヒステリーの場合とは異なり、子どもの立場は受動的ではなく、より能動的・積極的に性的快感を体験しているとした。そのため強迫観念とは快感を味わったことに対する変形された自己懲罰にすぎない、とフロイトは見なしていた。そして彼は、こう考えれば女性にヒステリーが多く、男性に強迫神経症が多いことに説明がつくとした。

このようなフロイトの理論は今日、少なくとも自然科学的にはほとんどまったく誤りだと考えられている。その意味でフロイトは、全世界の多数の知性を巻き込んだ希代の〝大嘘つき〟であったともいえる。だがしかし、フロイトの理論および治療法で多くの患者の神経症が治ったのも事実なのである。このことはいったいどのように考えればよいのであろうか。

実証主義・科学主義・ダーウィン主義の継承者でもあるフロイトにとって、自身の精神分析学は革新的な科学的心理学のはずであった。しかしじつのところフロイトは、いっさいの意味と価値の根源であるキリスト教の神を見失ってしまっていた（いみじくもニーチェがこのヨーロッパ近代の精神的危機に対して「神は死んだ」と喝破した）世紀末から二十世紀初頭にかけての抑圧的なヨーロッパのブルジョア階層の人びとに、「性」という新たなる神をさし示し、それに基づく革新的な世界観（すなわち生きることの新しい意味と価値）を賦与した現代の偉大なる預言者だったのである。ユング派の立場からすればフロイトは、性ないし性欲という、自我を超えた神なるもの（元型）がいかに複雑に人間の精神生活を規定していくかを、汎性欲主義《パンセクシュアリズム》という現代の神話をとおして見事に例示した、二十世紀最大の〝神話賦与者〟のひとりであると理解することも可能である。(2)

　このように《生きた神話》と〝虚言〟はじつは紙一重なのである。*

＊　スチュワートやフロイトの例をもち出すまでもなく、嘘つきは「泥棒」のはじまりであると同時に「精神療法家ないしセラピスト」のはじまりでもある、といえよう。

　したがってわれわれ精神療法家は、いつも第二の麻原彰晃になりうる立場にいるのだということへの鋭い自覚をもつべきである。麻原はパワー原理にとりつかれ、世界を支配しようとした。ユングのいうごとく、エロスの欠如するところにパワーがはびこるのである。われわれはエロスを見失ったとき、パワーにとりつかれやすくなる。そうならぬためにもわれわれは、けっして患者を支配しようとしたりコントロールしようとしたりしてはならないのである。

神話賦与者としての自覚

さて、フロイトが二十世紀最大の神話賦与者のひとりであるとすれば、かつてはフロイトとともに精神分析学の発展に寄与しながら、その後フロイトと袂を分かち、新たに分析心理学を打ち立てたカール・グスタフ・ユング（一八七五 - 一九六一年）もまた、二十世紀を代表する神話賦与者のひとりといえるだろう。もともと神経学者として出発したフロイトとは異なり、最初から精神科医として医学の道を歩み、もっぱら統合失調症者の治療に専念しその幻覚妄想の世界をなんとか理解したいと願ってきたユングにとって、フロイトの考える個人的無意識よりもさらに深い無意識（すなわち人類に普遍的な集合的無意識）の深層から生じる心的内容として、統合失調症者の幻覚や妄想を、古今東西の神話、種々の民族の伝承や伝説、古代の宗教儀礼、夢などと比較して研究するようになったのは自然なことであった。そして人間のこころが太古の昔から継承してきた神話的イメージ（元型的イメージ）こそが人間のこころにもっとも深く影響を及ぼすことに気づいたのである。

フロイトは、どこまでも誠実な自然科学者たらんと欲しつつも、皮肉にもみずからの意図とは裏腹に科学的真実ならぬ偉大な神話の創造者になってしまったが、それとは反対にユングは、神話が精神のみならず人間存在そのものに及ぼす影響の重大さを深く認識していたので、むしろ自分が神話賦与者であることを鋭く自覚し意識しつつ神話賦与者としての臨床家の道を深めていった（そしてユング派の端くれのひとりでもある私もまた、嘘つきと紙一重の神話賦与者の道を自覚的に歩もうとしている）。

それでは、精神療法（とりわけユング派の臨床）が神話賦与の作業であることを、精神療法によって《生きた個人神話》がつむぎだされてゆく過程を描きながら示したい。*

＊ 私はユング派の端くれではあるが、神話賦与者の道を自覚的に歩もうとする私にとって大事なのは《生きた神話》であって、ユング派であることではない。したがってその患者の生において意味がありリアルなものとなるならば、それがユング派の神話ではなくフロイト派の神話であろうと、クライン派の神話であろうと、コフート派の神話であろうと、いやたとえ現代脳科学の神話であろうとも、その人の生を豊かに支える神話でありさえすれば、それがなんであっても分け隔てなく自由に使えるのである。したがってつぎの症例の治療においても、あるときはフロイト派的アプローチをし、またあるときはユング派的アプローチをするというように、私は自在に使い分けている。というのも、ユングの考えもフロイトの考えも絶対的なドグマではなく、ひとつの《生きた神話》である、と捉えているからである。

生きた神との出会い

Y美はある地方都市の敬虔なクリスチャンの一家に生まれ、そのまま、ものごころのつくころより教会にまじめに通うようなクリスチャンとなっていた。小・中・高と地元のミッション系女子校に進み、学業と同時にボランティア活動にも熱心にとりくむ模範的なクリスチャンとして育っていった。性格は温和で明るく、友人も多かったが、いつも周囲を喜ばせようという気づかいばかりする子どもでもあったようである。

東京のミッション系一流大学に念願の合格をはたしたY美は、はじめて親元を離れ、寮でのひとり住まいを経験することになった。

空虚感を埋めるもの

しかしそのときからY美の人生の歯車が狂いだしたのである。じつは高校のころより過食傾向があったが、家を出たため、それまで隠れてやっていた過食を堂々とできるようになり歯止めがきかなくなってしまったのである。そればかりではなく、大学に入ってはじめて異性とつきあうようになったY美は、男性との関係にも溺れるようになってしまったのである。講義には欠かすことなく出席し、その合間には養護施設でのボランティア活動にも励むというまじめな学生であったが、その表向きの顔とは裏腹に、陰では、だんだん手当たりしだいに男性と、しかも体の関係だけでつきあうようになっていたのである。相手は路上でのナンパやテレクラで知りあった人たちで、気がついたら渋谷の街にいて[3]、名前も変えて、ふだんはしない化粧もして変身している自分に愕然とするようになった。学生であることを偽り、相手ごとに服装や名前や職業・年齢を変えてつきあっていたとのことである。しかし、同時に十人から二十人以上の男性とつきあうこともあり、どの相手にどの自分でつきあっているのか混乱するようになり、しだいに自分がばらばらになってゆき、本当の自分がわからなくなる感じに襲われ、その空虚感を埋めるためさらに異性を求めるという悪循環に陥ってしまっていた。また、だんだんお金をもらって売春さえするようになっていった。「男の人に会っていると、淋しい自分を忘れられる。そのときは食べなくていられる」とのことであった。

こういう荒んだ生活のなかで、Y美はついに妊娠してしまう。相手が誰かもわからず、途方に暮れて、ついに家族に、妊娠はもちろんのこと、過食と男性嗜癖のことも含めてすべてを打ち明けた。びっくり仰天した家族はあわててY美のもとにかけつけたが、東京で勉強を続けたいという本人の強い希望と地元の名士として知られる家族の体面もあって、地元には帰さずそのまま東京の病院で中絶手術を受けさせた後、やはり東京の依存症治療の専門病院に入院させることになった。しかし入院後も、病棟をぬけ出してはテレクラで男性遊びをくり返すということがやめられず、過食もやめられず、治療意欲が乏しいうえに病棟のルールも守れないということで、ついには強制退院になってしまう。そこでは境界性人格障害と摂食障害の診断がくだされている。

とりあえずY美は東京の叔母の家にひきとられたものの、自責の念にかられて自傷行為が頻発するようになったため、困りはてた家族が今度は彼女を私のクリニックに連れてきた。さっそくY美に会ってみると、「自分のなかに別の自分がいて、どうにもコントロールできない」と困惑げに訴え、自分自身をすっかりもてあましているようであった。

Y美自身が語るところによると、「小さいころから人に嫌われるのがすごくいやで、それで周りにずっと合わせてきていてすごく八方美人。また、パーフェクトな人間であることへの願望が強く、自分のなかにちょっとでも人をうらやむ気持ちや邪悪な気持ちを感じると、すごく自分がいやになってしまう。人前で泣くのはみっともないことであり正しくないことと思って、涙を見せることがいままでなかった。今回、自分のやったことを親に話したとき、はじめて泣いた」とのことであるが、人に嫌われたくなくていつも人の目を意識するカメレオン的な生き方をして、パーフェクトな善人・正しき人・良い人をひたすら外面的に演じて生きてきたために、本当の自分というものが育っておらず、内面的には空虚なままであることがうかがわれた。そして、その空虚さを過食や男性で埋めているように思われた。

なぜ？　なんのため？

ここで、因果論的で歴史的事実を重視するフロイト的立場と、目的論的で物語的真実を重視するユングの立場との違いを説明しておきたい。

当然フロイト的立場からすれば、「なぜ *why* 症状が出たのか？」すなわち「なぜ過食や男性遍歴をするのか？」を問うことになるが、Y美の場合でいえば「こころが空虚だから」ということになり、「では、なぜその空虚感は生れたのか？」とさらなる問いを立てることになり、その答えを得るために詳細に生活史を検討してゆくことになる。とりわけ、「小さいころからどうしようもない淋しい気持ちをどこかで感じていた。それをまぎらすためにいつも人を求めていた。人からの賞賛を求めていた」と彼女自身によって語られている幼小児期からの心細さの由来を、あまりにも善であることを強調する家族病理ともからめて、仔細に調べてゆくことが必要となる。

一方ユング的立場から見れば、「なんのために *for what* この人は症状を必要としたのか？　症状をとおしてこの人の魂はなにを求めているのか、あるいは訴えようとしているのか？」すなわち「なんのための過食ないしは男性遍歴なのか？　それをすることの魂にとっての意味はなにか？」を問うてゆくことになるだろう。つまり、症状のもつ象徴性を問うてゆかねばならないのである。このような観点に立てば、すべての悪を否定してあまりに一面的に「善」なる世界だけを生きようとしてきたY美とその家族が、切り捨てられてきた「悪」とふたたびつながり全体性を回復するために必要な布置だったとして、その症状を理解することができる。

ここでいう全体性 *wholeness* とは、明るく清く美しく、強く正しく健康で、まさに輝かしい光だけの完璧な状態 *perfection* とは異なり、明も暗も、清も濁も、美も醜も、強も弱も、正も邪も、健康も病も、まさに光と影のすべてを含んだ丸ごとの状態を意味しているのである。ユングは「われわれ人間はけっして完璧 *perfect* にはなりえない」という。ヒンドゥー教徒が寺院を建立するときにどこか一箇所を未完成のままにしておくのは、神だけが物を完璧につくれるのであり、人間にはけっしてそれがなしえぬことを示すためなのである。[4] したがってわれわれ人間は完璧を目指すべきではなく、目指すべきは全体性であるというのがユングの考えである。すなわちY美に即していえば、彼女の精神療法とは、ただたんに「治す」こと、つまり「悪」なる症状を取り除き彼女をより完璧にすること（Y美自身がそれまで望んでいたこと）を目指すのではなく、症状を悪としてあるいは否定的なものとしてたんに拒否するのではなく、その症状の意味するところを理解して、それをみずからのなかに統合してゆくことにより全体性へといたることを目指す営みであるといえよう。このような営みが「癒す《heal》」ということであり、ユングは病を「治す」ことよりも、病に苦しむ魂ないしは人間存在そのものを「癒す」ことを重視したのである（なお、healとwholeは語源的には同根の言葉であり、「癒し」という言葉のなかにはすでに全体性ということが含意されている）[5]。

苦しみの力に導かれ

またやはり初回の面接で「ボランティア活動をしていた養護施設の園長さんは、聖職者なのに『弱い人間は地獄に堕ちろ』と言うようなひどい人で、子どもたちにも体罰がひどく、売春婦みたいな親に捨てられた子とかもいるんだけど、そういう子どもたちの親を子どもたちの目の前で罵倒し、また登校拒否気味の子を皆の前で罵倒する。こんなひどい人に初めて出会ってショックだった。しかもクリスチャンだなんて……。ところがその園長の罵倒する売春婦がもうひとつのわたしの顔なんだから、わたしもひどいもんだ……」と自嘲気味に語っているが、どうもY美には、根深い「罪責感」とそれに基づくマゾヒズム的な「自己懲罰」の機制が働いていそうである。その罪意識の深さはどこからくるのか？　私のなかで妙にひっかかるものがあった。

治療が始まり二カ月が過ぎたころ、ある面接の終了間際に、かなり戸惑いつつもY美はつぎのようなことを話しはじめた――「じつは小さいころ、金縛りに会ったように体が動かなくなって、その状態で誰かになにかされたような記憶がある。たんなる想像なのかも知れないけど……。なんだか『性的虐待を小さいころに受けた人は性的におかしくなる』ってなにかで読んで、わたしもそうなのかなーって思って……。そうだとすると相手は、近くに住んでいた従兄弟のお兄ちゃんではないか……」。実際に性的虐待があったかどうかは別にして、こころのなかの現実としてそういう体験をしているということはとても重要なことなので、次回に充分時間をとってその話を聴かせてもらいたいと伝えた。

さっそく、つぎの回の面接で以下のようなことが語られた。

小さいころからすごく従兄弟のお兄ちゃんにあこがれていた。女きょうだいしかいないわたしにとって、すぐ近所に住んでいたお兄ちゃんは実の兄のような存在だった。かっこ良くて頭も良くて、皆から好かれて……。わたしにとってお兄ちゃんは、あこがれの的であるだけでなく自慢の種でもあった。友だちから『あんたお兄ちゃんのことばかり話すけど、気があるんじゃない?』とからかわれるほどだった。そういえば、お兄ちゃんと一緒にいるとなぜか変に緊張していた。子どものころから変にお兄ちゃんのこと意識してた。なんとなくこころのなかに、自分のつくりだした空想なのかもしれないけど、小さいころに身動きできなくされてお兄ちゃんになにか性的なことをされたような漠然とした感覚があって、それでお兄ちゃんを変に意識してるかも……。お兄ちゃんのほうは全然そんなこと(わたしのことを変に意識すること)なさそうだけど……。

去年すごく、誰彼かまわずセックスしたくて、そのとき「自分がこんなふうに性的におかしいのは、もしかしたらお兄ちゃんにインセストでもされてそうなったのかなぁ」なんて考えてしまったり……。なにかの本にそんなこと書いてあったので……。風俗関係で働く人は小さいころに性的虐待されてること多いって……。性的に狂うか、性が大嫌いになるかなんだって……。「わたしは狂っちゃったのかなぁ」と……。

このインセスト（近親姦）イメージがY美の罪責感の背後にあるもの、つまり彼女の罪意識を形づくっているものなのであろうか（その際、実際にインセストがあったか否かは必ずしも問わなくともよい）。この従兄は、地元の進学校から東京の一流国立大学に入り、現在、Y美の父親と同じ学者の道を目指しているとのことである。Y美が高校一年生のときに従兄が大学進学で上京してしまったため、彼女は深い喪失感に襲われ、それ以来、過食傾向が出現しているようである。また、彼女がわざわざ東京の大学を受験したのはこの従兄を慕ってのことと思われる。このようなY美にとって、もしかすると、彼女のほうがインセスト的恋愛感情を従兄に向けており、それへの自己懲罰として自己破壊的行動が生じている可能性も一概には否定できないところである。しかしあくまで大切なのは、Y美の心的現実 *psychic reality* なのである。

この症例では、夢分析のなかでインセスト・イメージをさらに深く扱う必要を感じなかったので、これ以上の深追いをしてはいない（そこがユング派的といえるところかもしれない）。むしろ私が大切にするのはつぎのような場面である。

その後しばらくして、すでに結婚しているこの従兄に子どもが生れた。皆に祝福されながら生まれてきたその子を産院で見せてもらったときのことを、Y美は切なそうにこう語った。

赤ちゃんを見せてもらったら、中絶したことを思い出していたたまれなくなった……。わたしはマザー・テレサが大好きで、マザー・テレサが『ぜったい中絶だけは許せない』と言っているので、私も「どんなことがあっても中絶だけはすまい」と思っていた。マザー・テレサが日本に来たときに、日本が中絶天国であることを悲しみ『日本は経済的には豊かだが、なんとこころが貧しい国だろう』と嘆いたことに共感していた。だから自分が中絶する破目になったのはすごいショック……。でも当時は誰彼かまわずセックスしてて、それを止められなくて、辛くてつらくて、こころのなかで「交通事故に遭って死ぬか妊娠でもしないかぎり、止められないだろうなぁ」と感じていた。だから妊娠したときは、ショックであると同時にどこかでホッともしていた。中絶した一番の原因は、父親が誰かわからなかったから……。当時、援助交際しまくっていて、また酔っぱらって行きずりの人とセックスもしてたし……。もし相手がどうあれ愛している人だったら、シングル・マザーになってもぜったい生んでいたと思う。

妊娠してようやく、いままでのことを親に話す決意がついた。そして洗いざらい話した。もし妊娠していなければ、先生と出会ってこうして治療を受けることもなかったわけだし、あのまま男あさりがずっと続いて、昼はまじめな女子学生、夜は淫らな売春婦という、昼と夜のギャップがますますひどくなり、身もこころもボロボロになっていただろう……。

どの患者との出会いにも、なにかしらの「縁」は感じるものであるが、とりわけY美との出会いにおいては、彼女との二カ月以上におよぶ面接をくり返すなかで、私自身、不思議な縁の導きの力が強く働いているのを感じるようになっていた。すなわち私も「Y美の妊娠・中絶という彼女の大きな苦しみの力に導かれて、治療者としての私との出会いが用意されていた。なにか大きな力によって、不思議な縁に導かれて、彼女と私がここでこうして出会えているのだ」ということを深く感じていたのである。

感応しあい響きあうところ

したがって、今回Y美によって語られたことに深くこころを動かされた私のなかに、ごく自然とつぎのようなイメージが湧き起こり、素直に本心からそう感じたので、なんのためらいもなくそのままそれを口にしたのである――「父なる神はわが子イエスの命を、原罪を負うた罪人《つみびと》たるわれわれを救うために差し出された。あなたを見守る天上の神は、苦しむあなたを救うためにあなたの胎内に命を宿し、その命を犠牲に供することをとおしてあなたを救ってくれた。中絶した子はあなたにとってのイエスであり、神の愛の証であり、その体験はあなたにとっての神との出会いの体験である」。このように感じられたことを私が話すと、Y美は深くこころを動かされた様子で大粒の涙をはらはらと流しながらうなずき、心底からいままでの自分の苦悩の意味を納得することができたのである。

私はY美の妊娠と中絶に、大いなる神の力の働きを感じたわけである。しかもその神は、それまでの善だけから成り立つ形骸化された「死んだ神」ではなく、悪をも引き受け、人間の弱さをも受けいれる生きた真の神であり、Y美はまさにそういう神と出会ったのである。この「生きた神」との出会いをとおしてY美は、それまでの完璧を目指す道を捨て、影をも含んだ全体性へといたる道（これをユングは個性化の過程と呼んでいる）の第一歩を踏み出したのである。

このように深い情動を伴うヌミノーゼ的な神なるものを、一人ひとりの個人がその個性的な生のなかでどのように体験するのか、すなわち「元型的」な神を「個人的」なレベルでいかに意味深く体験するかを、ユング派ではとても重視する。このような体験のなかで、すべてが実感を伴って深く納得できるようになるのである。元型的なものと個人の体験とが意味深く出会い結びつき、深い情動を伴ってはじめてすべてが得心できまた実感できる瞬間のことを、ユング派の分析家ジョン・ウィアー・ペリーは「実感の時 *moments of realization*」と呼んで、精神療法におけるその重要性を指摘している[6]。

実際、Y美においても、私の解釈によってもたらされた体験が大きな治療の転換点となっている。この思わず発せられた解釈は、私のこころのなかに自然と布置されたイメージをY美が信仰するキリスト教の言葉で表現したものであるが、見ようによっては、作り話であり〝虚言〟であるともいえよう。非キリスト教徒のみならず、キリスト教徒であってもとりわけドグマに忠実なキリスト教徒にとっては、このような言葉は妄言であり、神を冒瀆する〝嘘いつわり〟の暴言ですらあろう。しかしその時の私にとってはもっともしっくりとくるイメージであり、Y美の心的現実をもっともよく表現する物語、すなわち《生きた個人神話》だったのである。

いわばそれは、Y美と私の双方の意識と無意識とが感応しあい響きあうところから生まれる、両者の意識と無意識が織りなす「共同幻想」であり「感応精神病」であり「二人組精神病 *folie à deux*」ともいえるものなのである。しかしこれこそが《生きた個人神話》といえるものであり、したがってそれは〝嘘〟や〝妄想〟と紙一重のところに位置するものなのである。

（1） 以下の文献および著作を参考にしている――「防衛‐神経精神病」（一八九四年）『フロイト著作集 6』井村恒郎・小此木啓吾他訳（人文書院 一九七〇年）／「ヒステリー病因論」（一八九六年）『改訂版 フロイド選集 9』懸田克躬訳（日本教文社 一九六九年）／「神経症の原因としての性」（一八九八年）『改訂版 フロイド選集 10』加藤正明訳（日本教文社 一九六九年）／アンリ・エレンベルガー『無意識の発見（下） 力動精神医学発達史』木村敏・中井久夫監訳（弘文堂 一九八〇年）。

（2） Guggenbühl-Craig, A., *The Old Fool and the Corruption of Myth*., Spring Pub., Dallas, 1991. / Guggenbühl-Craig, A., *From the Wrong Side: A Paradoxical Approach to Psychology*., Spring Pub., Connecticut, 1995.

（3） 渋谷は東京一の若者の街として知られ、また、おしゃれなファッション・センスを競いあう華やかで明るい表通りの背後には、ラブホテルがひしめきあう性と欲望のうずまく淫靡で暗い裏通りがあるというような、表と裏のふたつの顔をもつ街でもある。

この大繁華街のアジールともいうべき場所で、かつて、昼は一流大学出のエリート・キャリアウーマンとして一流企業で働きながら、ほぼ毎日夜は渋谷の歓楽街で売春行為をくり返していた女性が、その売春行為のはてに絞殺されるという事件がおきた。女性エリート幹部社員という昼の顔と夜の売春婦というあまりに異なるふたつの顔のギャップに世間は大きな衝撃を受け、過剰にセンセーショナルな報道が週刊誌を中心としたマスメディアから矢つぎばやになされたことがあった。

この事件のことがY美の頭の片隅のどこかにあり、自分もこの女性と同じ運命をたどるのではないかという予感におびえたのではないかと推察される。この殺された女性がY美と同じ摂食障害を患っていたこともあり、よけい自分と同一化しやすかったのであろう。

（4） 第一章で触れたように、オウム真理教では、完璧な聖者・麻原彰晃の脳波と同一化するための電極付きヘッドギアを高額で売りつけていたが、それがＰＳＩ（完璧な救済への手ほどき *Perfect Salvation Initiation*）と称されていたことからもうかがえるように、オウムでは「完璧」を売り物にしていたのである。

（5） 武野俊弥「精神療法の本質　関係性と個人神話」『精神療法』二四巻三号（二三九‐二四七頁　一九九八年）――本論文は改題されて、二〇〇〇年に金剛出版より刊行された『ユング派の臨床』（河合隼雄編）に再録されている。

（6） Perry, J. W., What we may expect of acute schizophrenia, *Success and Failure in Analysis*（Ed. Adler, G.）., G. P. Putman's Sons,New York, 1974. / Perry, J. W. : *The Far Side of Madness*. Prentice-Hall Inc., Englewood Cliffs, 1974.

第Ⅱ部　正しさのもつ破壊性　偽りにひそむ創造性

正義は武器に似たものである。武器は金を出しさえすれば、敵にも味方にも買われるであろう。正義も理屈をつけさえすれば、敵にも味方にも買われるものである。古来「正義の敵」という名は砲弾のように投げかわされた。

過去の廊下には薄暗い中にさまざまの正義が陳列してある。青竜刀《せいりゅうとう》に似ているのは儒教の教える正義であろう。騎士の槍《やり》に似ているのはキリスト教の教える正義であろう。ここに太い棍棒《こんぼう》がある。これは社会主義者の正義であろう。かしこに房《ふさ》のついた長剣がある。あれは国家主義者の正義であろう。わたしはそういう武器を見ながら、幾多の戦いを想像し、おのずから心悸《しんき》の高まることがある。

わたしは不幸にも知っている。時にはうそによるほかは語られぬ真実もあることを。

ビュルコフのトルストイ伝を読めば、トルストイの「わが懺悔《ざんげ》」や「わが宗教」のうそだったことは明らかである。しかしこのうそを話しつづけたトルストイの心ほどいたましいものはない。彼のうそは余人の真実よりもはるかに紅血《こうけつ》をしたたらしている。

芥川竜之介『侏儒の言葉』

第五章　影にとりつかれた治療者

——志にひそむ破壊性

第Ⅰ部では、空想虚言から神話賦与までのさまざまな位相を、そのスペクトラム上の代表的な人物にスポットライトをあてることによって眺めてきた。そしてさきの第四章では《生きた個人神話》という視点を得るにいたったわけであるが、「個人神話の創造性と病」についてはつぎなる第Ⅲ部でさらに深く考察することとして、この第Ⅱ部では、いまいちど〝虚言性〟の闇の側面に立ち返って、とくに人を救うことを生業とする者がとりつかれやすい影の力（われわれ精神療法家が警戒しなければならない陥穽については、第Ⅰ部の本文や臨床註で折々にふれてきた）を検証しておきたい。それにあたっては、そうした力につかまってしまった（オウムやナチスなどの）医師や、シャルラタン性をまとった臨床家たちが、「影」の群像として描かれることになるであろう。

救済を願って——オウムの医師たち

第一章で論じたオウム真理教〔当時〕には多数の医師や医学生が取り込まれ、教団の凶悪な犯罪行為にも彼らの多くが加担していたことが知られている。[1] そのようなオウムの医師たちはおおむね、入信する以前は繊細できわめて良心的な医師であったといわれている。

たとえば麻原彰晃〔当時〕の主治医であるとともにオウム教団組織では法皇内庁大臣でもあった中川智正は、地下鉄サリン事件・松本サリン事件・坂本堤弁護士一家殺害事件・元信者の落田耕太郎リンチ殺害事件・VXガス殺人事件などオウムの名だたる一連の凶悪事件のほとんどに関与し、都庁小包爆弾事件や新宿駅青酸ガス事件なども含めた十一件の罪状で起訴されているが、医学生時代は、車椅子のボランティア活動に参加するような、こころの優しい青年だった。周りからはとても献身的な学生と評価され、また誰からも好かれて信頼されてもいたようである。

しかし無邪気で疑うということを知らない性格の中川は、一九八六年三月に出版された麻原彰晃の処女作『超能力秘密の開発法』などを読んでオウムの教義に惹かれ、医学部卒業目前の一九八八年一月半ばに初めて教団大坂支部を訪れ、そこで言われたとおりに瞑想すると、本に書いてあるような「神秘体験」ができたのですっかりそれを信じ込むようになり、二月半ばには入信手続をとり、そのまま在家の信者となってしまう。そして四月に医師国家試験に合格した中川は、大阪市内の病院に消化器内科および外科の研修医として勤務するようになったが、担当した癌患者がつぎつぎに死んでゆくのを目のあたりにして、現代医学ではどんなに熱心に治療行為を施しても亡くなっていく人がいることに無力感を抱くようになった。そのときに麻原の説法を聴いてその虜となり、足しげく大坂の道場に通うようになったあげく、ついには病院を辞職して、「より多くの人を救うことができる」という麻原の言葉を信じて一九八九年の九月初めには出家を果たしてしまう。そして出家後わずか二カ月で坂本弁護士一家殺害事件に加担し、同弁護士の妻と生後一年二カ月のその幼い息子の命をみずからの手で奪い、命を救うはずの医者が殺人者になってしまったのである。

一方、オウム真理教附属医院の院長でかつオウム治療省大臣でもあった林郁夫も、オウム入信前は中川と同様、最善の医療をおこなうためにはどうすべきかをいつも模索している、きわめて熱心かつまじめで良心的な医師として知られていた。また、アメリカのデトロイトにあるマウント・サイナイ病院の心臓血管外科研究所に留学したこともある一流の心臓外科医でもあった。

まだ東京の大学病院で心臓大血管外科のシニア・レジデントとして研修医生活をしていたころ、患者のための最善の治療とはなにかを考え続けていた林は、「自分が解脱し悟りを開けばもっと患者のためになるのではないか」と思うようになり、桐山靖雄の阿含宗に入信する。それまでに患者の死に少なからず接していた林は、現代医学それ自体がもつある種の限界のようなものを感じはじめており、仏教に新たな可能性を求めた。すなわち「仏教によって『死』を乗り越えられるのではないか」と考えるようになっていたのである。桐山の説く阿含宗の修行は、たんに仏典を読んだり、座禅をしたり、念仏を唱えたりすることによってこころの安心を得るという従来の仏道修行よりもはるかに具体的で、むしろ解脱へいたるための「実体」(2)があると林には感じられ、それが入信の決め手となったようである。林によれば「釈迦の説いた本来の仏教とはそのような実体をもつもの、すなわち自分自身で変化したとわかる具体性のある教えだったはずだ」と認識していたとのことである。しかし、現代人にこそ必要な修行法として釈迦の教法である阿含経典を世に出すと主張していたはずの桐山が、『それを現代人がただちに実修することは難しい。現世ではなく何代も後の解脱のために、いま修行せよ』と言いだすに及んで、いますぐにでも解脱することを望んでいた林はいたく失望し、急速に阿含宗への帰依が薄らいでいった。林が強く求めていたのは、現下の、目の前で苦しんでいる患者たちをただちに救える信仰、日々の治療実践に直接結びついていますぐに役立つ実利性のある信仰だったのである。

その後、アメリカ留学を経て茨城県の国立病院に循環器科医長として赴任していた林は、「現世で解脱し悟りを開くことができる」とうたうオウム真理教に出会い、その救済への熱意と修行の具体性と実効性に強く惹かれるようになっていった。そしてしだいに「オウムに入信すれば、もっと患者のためになる理想の医療が施せる」と思うようになり、ついに一九八九年二月に入信。さらには、六年間勤めた病院を辞して一九九〇年の五月にオウムに出家してしまったのである。

オウム真理教附属医院の責任者になった林は、オウムの出版物のなかで「確かに医者というのは人びとを救済する仕事ですけど、尊師がやられているすべての魂の救済活動とでは、レベルもスケールもあまりにもちがいすぎますからね」[3]とみずから述べているように、オウムの教義と「大規模な救済活動」という論理にどんどん取り込まれていった。そしてあれほど誠実で患者思いの医師だった林が、世界の魂を救済するという大義のもとに、薬物を使っての誘拐や監禁、変装のための形成外科手術、薬物や電気ショックをもちいての洗脳など、ありとあらゆる医療化された犯罪に手を染めるようになってしまったのである。そのきわめつけとして、ついには地下鉄サリン事件の実行犯のひとりとして、地下鉄千代田線の電車内でサリン入りのビニール袋を傘で突き刺し、サリンを散布して二人の命を奪ってしまったのである。

林によれば、地下鉄のプラットホームで女性や子どもの姿を見たとき、これから自分が殺そうとしているのはなんの罪もない普通の人たちであることに初めて気がついたという。そのときの葛藤をつぎのようにして乗り越えた、と林は獄中での手記で述べている。

無差別に人を殺してしまうことに、私の心がはじめて向き合ったのです。そして、私は考えました。これは戦いなんだ。だから、仕方がないんだ。麻原は「もう戦いは始まっている」といっていたではないか。戦いなんだから、人が死ぬのは仕方がないんだ。やらなくては、オウムがつぶされてしまうんだ。国家権力はいい加減なことをでっち上げ、強制捜査をして、オウムをつぶそうとしているんだ。オウムが毒ガス攻撃を受け、戦いが仕かけられていて、自衛のために毒ガスをつくったと主張しても、結果としてオウムのなかで毒ガスが見つけられたら、オウムの主張は無視され、オウムは完全につぶされてしまう。オウムを守らなければ、真理は途絶えてしまう。やらなくては駄目なんだ。それにしても、女の人や子供は殺したくない。無差別に人を殺すことになると気づいてからは、私の心は右往左往するばかりでした。

私たちが地下鉄にサリンをまくことで、強制捜査のホコ先をそらせば、オウムが守られて、真理が途絶えないですむのだから、サリンで殺され、ポアされることになった人たちも、真理を守るという功徳を積むことになるので、誰であろうと、殺された人は最終解脱者・麻原によって、高い世界に転生させられて、真理を実践できるようになるのだ。だれも無駄死にということにはならないのだ。

こうして「真理を守るための意義ある死」「より高い永遠の世界に生まれ変わるためのかりそめの死」と、犠牲者の死をオウムの教義によって合理化し、医師としての良心をいいくるめてしまったのである。

上述の中川と林の例からもわかるように、善意のこころやさしき医者があっというまに凶悪な殺人者に変身しうるというこの驚愕すべき事実に、われわれは目をそむけてはならない。まさにここに〝医師の影〟の恐ろしさがある。まじめな医師ほど「病気を治してあげたい」「苦しんでいる患者をなんとかして助けてあげたい」と真摯に願うものだ。その治療への衝動、救済への願望が、オウムという歪んだレンズを経ることによって変質し、人類の治療、世界の救済という名のもとに、殺人をも含めたあらゆる犯罪行為へとまじめな医師を駆りたててしまったのである。

加えて、医師は患者の生死を左右する者であり、生と死を判定する者でもあり、いわば生と死をつかさどる者なのである。したがってその影としての〝生と死の絶対的支配者〟に、医師はひそかにあこがれてしまう危険性があるといえよう。その「匙加減ひとつで人の生死を決められる」「生も死も自分の思うがままに支配できる」という万能感にとらわれると、医師はとても危険な存在になるのである。そのような実例を次節で述べることにしたい（オウムでは役割が大きくはなかったが、つぎにとりあげるナチスにおいては、精神科医がとても重要な役割を演じている）。

大義をまとって――ナチスの精神科医たち

麻原彰晃が若いころよりヒトラーを賞讃しナチスに魅了されていたことはよく知られているが、ナチスはまさに、麻原とオウムがはたそうとしていた「人類の治療」という野望を、世界中を巻き込むかたちで、はるかに大がかりに実現していたのである。すなわちナチスにおいては、多くの医師たちが「国家および世界の救済」という大義のために、治療の代わりに殺人をおこない、しかもそれを大規模かつ組織的に整然とおこなっていたのである。(4)

世界を浄化するというナチスのヴィジョンは、模範的な人種つまりアーリア人をより純化するためと称して、なんの役にも立たない障害者をこの世から一掃する「障害者安楽死作戦」（その作戦の本部所在地が首都ベルリンの動物園通り四番地 *Tiergartenstraße 4* にあったので、そのいかにも意味ありげな名称を略してT4作戦《テー・フィーア・アクツィオーン》という暗号名で呼ばれていた）としてまず結実した。ここでいう障害者には奇形児・先天性障害児、肢体不自由者、視聴覚障害者、精神遅滞者、精神病者、癲癇患者、結核患者、労働不能者、老人ホームの入居者までもが含まれている。とりわけ精神病者が数のうえでは最大の犠牲者であり、T4作戦とはまさに精神病者の絶滅作戦ともいえるものであった。

　そもそもこの作戦は、アーリア人とその国家の発展のためには優秀な遺伝子を少しでも増やし劣等で有害な遺伝子の担い手を淘汰すべきである、という優生保護思想に基づくナチスの精神障害者の断種政策にその端を発している。ミュンヘンのカイザー・ヴィルヘルム精神医学研究所の遺伝部門の長を務めていた精神科医の深い関与で、一九三三年七月十四日にナチスの断種法が成立し、終戦までの十二年間で精神障害者を中心におよそ二十万から三十五万人の犠牲者が強制不妊手術を受けさせられたと推計されている。

　一九三九年九月一日、ナチス・ドイツ軍の電撃的なポーランド侵攻によって第二次世界大戦が勃発すると、断種よりもさらに強力な民族純化の手段が求められるようになってきた。世の中のお荷物でしかなくたんなる穀つぶしの存在でしかないと見なされた精神病者は「精神的死者」であり「人間の皮をかぶった動物」にすぎないとされ、「生きるに値しない命《レーベンスウンヴェルテス・レーベン》」として「安楽死」させようという動きが強まったのである。精神障害者の安楽死計画に携わっていた帝国委員会のメンバーには、ベルリン大学精神科教授、ハイデルベルク大学精神科教授、イエナ大学精神科教授、ヴュルツブルク大学精神科教授、エグルフィング・ハール州立精神病院長、ベルリン・ブーホ精神病院長、ゾネンシュタイン州立精神病院長といった当時のドイツ精神医学界を代表するそうそうたる顔ぶれの精神科医がそろっていた。この帝国委員会で実際の殺害方法として選ばれたのは、迅速かつ完璧に、しかも苦痛なく殺害を実施できる一酸化炭素ガスであった。

こうして一九四〇年一月初旬、ベルリン近郊のブランデンブルク州立精神病院内にナチス最初のガス室と焼却炉が設けられ、その試運転のため二十名弱の患者が選別され、最初の犠牲者となった。このガス室での初めての安楽死実験の様子は、戦後の裁判のなかで詳しく証言されている。

シャワー室に似せたタイル張りの部屋があり、大体三×五メートルくらいの広さで天井高も三メートルくらいありました。部屋の四隅にはベンチが備えられ、壁に沿って直径十センチメートルくらいのシャワーの管が取り付けられていました。管にはガスの出るような穴はありませんでした。ガスボンベは部屋の外にあって、すでにガス管に接続されていました。これらの設備は、ベルリンの親衛隊本部からきた組立工によって設置されたものです……。部屋の入口には密閉式の扉があって、そこに内部の様子を観察するための四角い覗き窓がついていました。

この最初のガス殺人で、十八～二十人の患者が看護職員によって〈シャワー室〉に入れられました。患者はシャワー室の前で服をぬがされ丸裸にさせられていました。彼らは大人しくシャワー室へ入り、ドアが閉められても興奮する様子はありませんでした。ヴィドマン博士〔帝国保安本部・犯罪技術研究所の化学物理局長〕がガス栓をひねっているあいだ、私は覗き窓から中の様子を見ていました。ガスが注入されてから一分程で、患者は倒れたりベンチに横たわったりしたまま動かなくなりました。なんの騒ぎも起りませんでした。その五分後にガスが室外へ排出され、死体は特別に指名をうけた親衛隊員の手によって、特殊な台車に乗せられて運び出され焼却炉へ入れられました。

この実験が成功したため、同様のガス室と焼却炉がグラーフェネック、ゾネンシュタイン、ハルトハイム、ベルンブルクの各州立精神病院に設置され、翌年にはハダマール州立精神病院にも設置されたのである。以上計六カ所の精神病院に備えられたガス室で、精神障害者の大量虐殺は組織的におこなわれていった。これら六つの病院の入院患者はもちろんのこと、ドイツ全土のほとんどすべての精神病院からガス室ゆきの患者が集められ、上記病院へとつぎつぎに移送されたのである。安楽死の対象に選ばれた患者の多くは統合失調症の欠陥状態にあるものだったという。

具体的には、まずドイツ全土にあるすべての精神病院の入院患者個人のデータがT4作戦本部に集められ、そのなかからつぎの基準に合致する患者が選別された——①「統合失調症」「癲癇」「痴呆性疾患」「治療抵抗性の進行麻痺」「精神遅滞」「ハンチントン病その他の神経疾患の終末状態」のどれかに該当し、就労不能かもしくは草むしりなどごく軽度の作業にしか就くことのできない患者。②最低五年以上の入院期間を有する患者。③犯罪歴のある精神病患者。④ドイツ国籍のない患者。または「ドイツ人かドイツ人同等」以外の人種に相当する患者。[5] このような基準で選別された患者は「生きるに値しない命」と見なされ、つぎつぎとガス室に送られていった。こういう選別を担う鑑定医、すなわち患者の生と死を選別しそれを意のままに決められる万能の医者、まさに「生と死の絶対的支配者」としてのT4鑑定医に、大学精神科の教授や精神病院の院長など指導的な立場にある多くの精神科医が関与していたのである。

こうして、カトリック教会からの公然たる非難を受けてヒトラーがT4作戦の中止命令を出した一九四一年八月二十四日までに、六カ所の精神病院のガス室で七万二百七十三名にのぼる精神障害者が犠牲となった。しかし実際には、この命令によってガス室の稼動を止めたのはハグマールただ一カ所であり、その後もより目立たぬかたちでガス室での殺戮は続けられ、さらに麻薬や催眠鎮静剤などの大量注射、極端に偏った栄養のみを与えての餓死、医学研究の名のもとでの臓器（おもに脳）蒐集のための撲殺・射殺など、さまざまなかたちでの「安楽死」が精神科患者に施され、終戦までにおよそ二十万人とも推定される犠牲者を生んだのである。

なお、このヒトラーの安楽死中止命令がきっかけとなり、ドイツ国内における障害者の抹殺というT４作戦、すなわち優秀なアーリア人から無益な病害を取り除くというアーリア人の純化作戦は、完璧なアーリア人の理想世界の樹立というナチスのヴィジョンをさらに実現させるために、高貴なアーリア人の世界に腐敗と害毒をもたらした元凶たるユダヤ人を殲滅するという民族浄化作戦へと、その方向性を転換させながら規模を拡大・発展させていった。

先に述べたように一九四〇年一月にブランデンブルク精神病院でおこなわれたナチス最初のガス室殺人の手法は、後のアウシュヴィッツをはじめとする強制収容所でユダヤ人相手に実施された大量殺人の方法と基本的にはほとんど変わってはおらず、ただ桁外れにガス室の規模が大きくなったことと、一酸化炭素ガスに代わってより運搬に便利な青酸ガス（チクロンB）を使うようになったことという違いがあるだけである。つまりアウシュヴィッツなどでのユダヤ人大量虐殺の方法は、T４作戦のなかにその原型を見出すことができるのである。そしてこの原型を形成する過程には、すでに述べたように、その時代の斯界を代表する多数の精神科医が深く参与していた。このように、アーリア人を完璧にするために、さらにはアーリア人の世界を完璧にするためにという大義のもとに、多くの精神科医がみずからの患者およびユダヤ人の大量虐殺に加担してしまったのである。医師というものは「完璧」な治療という大義を高く掲げれば掲げるほど、逆に〝医師の影〟にとらわれやすくなるもののようである。

次節では、ナチズムの悪夢が二度とくり返されないような世の中をつくりたいと願い、ナチズム的な危険な思想が社会にはびこるのを防止するという大義を掲げて、けっきょくはみずからがナチスの精神科医と同じ影にとりつかれてしまったもうひとりの精神科医、キャメロンのことをとりあげることにする。

コントロール幻想

デイホスピタルの生みの親として知られるドナルド・ユーイン・キャメロンは、一九〇一年にスコットランドの長老派教会の牧師の息子として生まれた[6]。一九二五年に同地の大学の医学部を卒業後、アメリカ、スイスなどで精神医学の研鑽を積み、一九四三年にはカナダのモントリオールにあるマッギル大学の精神医学教授となった。さらにはロイヤル・ビクトリア病院の精神科長およびアラン記念研究所の所長を兼任し、その後もアメリカ精神医学会、ケベック精神医学会、カナダ精神医学会、世界精神医学会、アメリカ精神病理学会および生物学的精神医学会の会長を歴任し、一九五〇年代の半ばまでには精神医学会の最高峰に到達していた。

しかしなんといってもキャメロンの名前が世界中に広く知れわたるようになったのは、一九四五年にナチスの戦犯ルドルフ・ヘス[7]の精神鑑定医としてニュルンベルクに招聘されたからである。ナチスの副総統ヘスは勾留中に二度も自殺未遂を試み、被害妄想をはじめとする妄想症の兆候も見られ、精神的に不安定であったので、精神鑑定が要請されたのである。鑑定の結果ヘスは、その用語の厳密な意味においては精神障害ではないと診断され、終身刑が言いわたされた。

この鑑定のためのドイツ滞在中にキャメロンは、ナチスによってなされたホロコーストの惨状を目のあたりにして、このような悲劇を二度と起こさぬためにも、世の中をふたたび混乱に導く可能性のある危険な人物から社会を守らねばならないと痛感し、健全で理想的な社会を実現するためには社会精神医学の発展が重要であると考えるようになった。そして翌一九四六年に書かれた論文「社会精神医学の先駆者」のなかでキャメロンは、危険で有害なものの見方・信条・生活様式が伝達されるのを防ぐために、社会精神医学は健全に社会を統制できるような新しい手法を開発すべきであるとする、ナチズムと見まがうような驚くべき独裁主義的見解を提示したのである。とりわけ有害な親から子どもを保護するためと称して「自信喪失、慢性的な不安、硬直性、無力感が、親から子へと代々伝えられるのを防ぐために、精神的に悪影響のある感染源たる人びとを隔離したり、結婚の適性を考慮するなにか新しい手立て」を考える必要性があると説いているが、これでは、完璧な世界樹立のために有害なものを排除・抹殺しようとするナチスの基本思想となんら変わるところがないといえよう。誰が親になり、どのような人なら権力の座につかせてもよいか、それを精神科医が決定すべきであるというのである。その後キャメロンは、ナチズムのような社会にとって危険なものの見方や信念を変える方法を、科学的に考案しようと模索することになる。

キャメロンは科学万能主義者として知られており、まさに科学こそが神と考えるような学者であった。一九三六年の処女作『客観的・実験的精神医学』の題名からもうかがえるように、キャメロンの生涯にわたる信念は、精神医学は厳密で科学的な方法で人間行動の研究に取り組むべきであるというものであった。当然そのようなキャメロンにとって、フロイトの唱える無意識などの概念は科学的には疑わしく思われ、否定的にならざるをえなかった。そして社会にとって危険な人格を、精神分析に比べて「より科学的」に治療する方法をつぎつぎに考案してゆくことになる。

そもそも精神療法は時間がかかりすぎるので、不健康で病的な人格構造を「迅速に」健康なものに変える必要性を感じたキャメロンは、一九五〇年に催眠鎮静薬のアモバルビタールによる深い昏睡を使って直接的に「行動パターンを新たに定めなおす」試みをおこなった。人間の行動は脳内の神経組織の配列によって規定されているので、なんらかの生理学的処置により神経の配列をリセットさせ、成人の行動パターンを白紙に戻す、すなわち成人を生理学的に乳幼児の状態に戻すことができれば、そこから新しい健康な行動パターンを習得させることによって健全な人格がもたらされると考えたのである。

一九五三年にキャメロンは、「精神操縦 *psychic driving*」という技法を開発する。精神療法では長い時間をかけて信頼関係を築き、それに支えられて患者がみずからの抵抗感を克服し、自身の内に秘められた思考・感情・記憶を必要に応じて語り出すようになるものだが、キャメロンはそれを一気呵成に力ずくでおこなおうとした。すなわち、患者が情緒的に負担だと治療者にほのめかした内容を録音して、それを長期間強制的に患者に反復して聞かせ続けることによって患者の心的防衛を突破し、患者が秘めたがっている葛藤に満ちた思考や感情を暴力的に引きずり出そうとしたのである。さらにキャメロンは患者の心的防衛を弱めるため、アモバルビタールに加えて覚醒剤のアンフェタミンやLSDまで試している。こうして強制的に患者の心的防衛を打ち破り、さらに薬物の力で患者の守りがもっとも弱くなったところで、不快で辛いメッセージをくり返し何時間も聞かせ続けるというきわめて侵襲的な「治療」をおこなった。

さらに研究をエスカレートさせたキャメロンは、患者の現在の行動パターンを破壊して白紙の状態に戻すために、一九五〇年代後半から「非パターン化 *depatterning*」と呼ばれる技法を開発した。最低一日二回以上の集中的電気ショック療法に、食事とトイレ以外の時間は強制的に薬物で眠らされる一日二十時間から二十二時間の持続睡眠療法を組みあわせたもので、これによってきわめて強度の記憶喪失と幼児退行を人工的に惹き起こそうとしたのである。

こうして白紙の状態にされた患者に、「健全な」思考と行動のパターンを植えつけるために、今度は先述の精神操縦を反転させたかたちで施行した。すなわち、否定的ではなく健全な思考と行動のパターンを示すような肯定的な内容のメッセージ（たとえば「あなたは温かい、愛すべき人だ。人びとはあなたのユーモアに惹かれている。あなたは他の人びとに手をさしのべる」など）を録音し、それを二十五万回から五十万回もくり返して強制的に聞かせるのである。さらにそのときに患者に批判的な意識が芽生えるのを抑えるために、麻酔薬のフェンシクリジン[8]や筋弛緩薬のクラーレといったさまざまな薬物が使用された。

そこで、共産主義国家とりわけ中国共産党による思想改造という名のマインド・コントロールや洗脳技術に深い関心をよせていた当時のアメリカ中央情報局（CIA）は、キャメロンの研究と共産主義者の洗脳との類似性に気づき、一九五七年から一九六〇年にかけて多額の資金援助をしてキャメロンの洗脳実験の後押しをしたのである。アメリカとカナダによる国家的な認定も得たうえに豊富な資金提供も受けたこの研究は一九六三年まで続けられ、少なくとも百人にのぼる患者がその犠牲となり、その多くの者は病気が治るどころか、実験による深刻な精神的後遺症に悩まされることになり、なかには精神荒廃にまでいたってしまった者もいたという。

キャメロンは一九六四年にマッギル大学とアラン記念研究所を退いたのちアメリカに住み、一九六七年九月九日、かねてから頂上を極めたいと願っていたニューヨーク州アディロンダック山脈の登山に成功した直後に、心臓発作に見舞われ亡くなっている。たえず頂上を極めたいと欲し続けてきた野心家で、上昇志向の強かったキャメロンの人生を象徴するにふさわしい死に方といえよう。

キャメロンの最後の著作が、死の翌年に出版された『行動する精神療法』であったというのも示唆的である。その名が示すごとくにキャメロンは、行動科学の実践として精神療法をとらえ、しかもそれをあくまで自然科学的におこなおうとしたのである。その結果、種々のマインド・コントロールおよび洗脳のテクニックが生み出された。そしてオウム教団も、このキャメロンの研究成果を利用して、薬物や電気ショック療法をもちいての各種のイニシエーションと称するマインド・コントロール技法を編み出したのである(9)。

キャメロンは社会正義の実現という御旗を掲げ、ナチズムおよび共産主義という社会悪を撲滅することに熱心であったが、熱心さのあまり、皮肉なことに、反ナチス・反共産主義の闘士が「ミイラ取りがミイラになる」轍を踏んでしまった。すなわち、ナチスの研究をしてナチス的思考にとりつかれ、中国共産党の洗脳技術に対抗する研究をして洗脳主義者になってしまったのである。

「悪」とは、それを撲滅しようとすればするほど、逆にその「悪」にとりつかれやすくなるものだ。キャメロンがこの悪にとりつかれたのは、彼が良くも悪くもコントロールの信奉者だったことも関係しているのではなかろうか。キャメロンはナチズムのような危険な思考や人間が社会にはびこらぬようにするためには精神科医を中心とした社会統制が必要であると主張し、また大学内では主任教授という特権をフルに活用した絶対的な支配者として君臨していた。このようにコントロール志向が強いと〝治療者の影〟が働きやすくなるのである。

医学の父ヒポクラテスが、患者の自然治癒力が十全に働くよう手助けするのが医師の役目と述べているにもかかわらず、医師のコントロール願望が強くなると、患者が「治る」のを手伝うのではなく、万能の治療者として「治してやる」という態度をとるようになる。すなわち、みずからが「治す」絶対的主体となろうとするのである。

そしてキャメロンの場合は、ナチスの医師と同様、患者のみならず社会をも積極的に治そうとしたのである。キャメロン自身は自分の研究を、「普通の精神療法による面倒で効率の悪い方法」にとって代わるべき革新的な治療法であると見なしていたが、彼の引退後その実験を引き継ぐ者は誰もいなかったという事実が物語るように、その研究を評価したのはオウム教団以外には皆無だったのである。キャメロンの名声は研究者・治療者としての能力に基づくものではなく、研究のための豊富な資金を獲得したり、アラン記念研究所を世界的な精神医学センターにするために世界中から優秀な精神医学者を集めたりといった、卓越した政治的手腕に基づいていた。すなわち「パワー原理」に動かされていた精神科医であったといえよう。

ところで、この治療者のパワー原理を扱ったアドルフ・グッゲンビュール＝クレイグの著書『援助専門家につきまとう危険性としての〝力〟』[10]のなかで、〝治療者の影〟のひとつとしての「シャルラタン」（にせ医者ないしインチキ医薬業者）のことが論じられている。治療者であれば必ずつきまとわれる影のひとつのかたちであるこのシャルラタンについて、次章では詳しくとりあげることにしたい。

（1）本節は以下の著作を参考にしている――林郁夫『オウムと私』〔文藝春秋 一九九八年〕／有田芳生『闇の男 上祐浩史』〔同時代社 一九九九年〕／ロバート・J・リフトン『終末と救済の幻想 オウム真理教とは何か』渡辺学訳〔岩波書店 二〇〇〇年〕／島田裕巳『オウム なぜ宗教はテロリズムを生んだのか』〔トランスビュー 二〇〇一年〕／佐木隆三『大義なきテロリスト オウム法廷の16被告』〔日本放送出版協会 二〇〇二年〕。

（2）これは原始仏教的な理解であり、「空」であることを徹底し、すべての現象は因と縁の複雑な相互依存・相互連関の関係性の網の目の上に成り立っているものであるとして、いっさいの「実体」をことごとく否定し去った竜樹以降の大乗仏教の考え方とはまったく異なるものである。

（3）オウム出版広報編集部編『心の流浪の果てに いまなぜオウム真理教か？』〔オウム出版 一九九一年〕。
（4）本節は主に以下の著作に基づいている——小俣和一郎『ナチス もう一つの大罪 「安楽死」とドイツ精神医学』〔人文書院 一九九五年〕／註1リフトンの前掲書。
（5）アウシュヴィッツなどの強制収容所ガス室でのユダヤ人大量虐殺が始まる三年近くも前から、すでにユダヤ人患者の場合は、病名や労働能力の有無などいっさい顧慮されることなく即座にガス室に送られていた。
（6）本節はつぎの著作に基づいている——ハービー・ワインスタイン『CIA洗脳実験室 父は人体実験の犠牲になった』苫米地英人訳〔デジタルハリウッド出版局 二〇〇〇年〕。……この著者および註1のリフトンと註4の小俣は三人ともに精神科医である。なお、本註著作の原題は『精神医学とCIA マインド・コントロールの犠牲者』であり、とりわけ小俣とワインスタインは精神科医として、精神医学というみずからの職業がもつ暗黒面と影の問題を正面から扱っている。
（7）ルドルフ・ヘス *Rudolf Hess*〔一八九四 - 一九八七年〕は神秘主義に惹かれやすい内向的な性格で、瞑想の呼吸法を自分なりにアレンジするなど、東洋思想の影響も強く受け、また心気的・うつ的なこともあって、ユング派の分析医グスタフ・ハイヤーの治療を受けていた。

ヒトラーの『我が闘争』の口述筆記をしたことでも知られ、ヒトラーの熱烈な信奉者であったが、ヒトラー自身からは、ひたすらヒトラーへの忠誠を強調するだけの凡庸さのためしだいに疎んじられていった。一九三三年にナチスの副総統に就任したものの、実権はしだいに部下のマルティン・ボルマンに移されていった。こうして影が薄くなりつつあったヘスがふたたびその存在感を世に強く示す椿事が勃発した。独ソ戦の開始を目前に控えた一九四一年五月十日、ソ連との戦いに全力を注げるようイギリスとの停戦交渉を目指して、アウグスブルクから単身メッサーシュミット戦闘機に乗って厳重なイギリスの防空網を突破して旧知のハミルトン公爵の住むスコットランドのグラスゴーへと単独飛行し、パラシュートで降下するという離れ業を演じたのである。しかしながら、ベルリン・オリンピックで知りあったハミルトン公を通じてイギリスとの和平を実現しようとしたヘスの願いは受けいいれられず、この飛行は精神に異常をきたしたヘスの独断であるというドイツ側からの公式声明を受けて、そのままロンドン塔に幽閉されることになってしまった。

その後ニュルンベルク国際軍事裁判で終身刑の判決が下され、ベルリンに設けられた米英仏ソ四国共同管理下のシュパンダウ刑務所で服役することになった。一九六六年以降ヘスはただひとりの受刑者として、一九八七年に九十三歳で謎の死をとげるまで服役を続けていた。公式的には自殺とされているが不自然な点も多く、遺族や支援者たちからは暗殺説が唱えられている（なお、アウシュヴィッツ強制収容所の所長 Rudolf Höss とは近音異字の別人である）。

（8） 麻酔薬として一九五〇年代後半に開発されたが精神病的になるという副作用のため、一九六二年に合法的な使用は中止された。しかし現在、エンジェルダストという俗称で非合法ドラッグとして出まわっており、また統合失調症の陽性症状とともに陰性症状類似の症状を惹き起こす精神作用薬であるため、統合失調症の病態モデルとしても注目されている。

（9） LSDを使った「キリストのイニシエーション」、LSDと覚醒剤を併用した「ルドラチャクリンのイニシエーション」、アモバルビタールを使った「バルドーの悟りのイニシエーション」などは、薬物の力を用いて直接的に信者の潜在ないし深層意識（精神分析でいえば前意識ないし無意識）に働きかけ、麻原の教義を徹底的に刷り込もうとするものであった。その後、電気ショックで記憶を除去する「ニューナルコのイニシエーション」が開発され、信者の記憶をいったん消したあとに、薬物を使用した上記の各種イニシエーションがおこなわれるようになった。

（10） Guggenbühl-Craig, A., *Macht als Gefahr beim Helfer*., S. Karger AG, Basel, 1971.『心理療法の光と影 援助専門家の〈力〉』樋口和彦・安溪真一訳〔創元社 一九八一年〕。

第六章　影をになった癒し手――矛盾が生む創造力

前章では、本来は人を救うべき医師が「影の力」につかまりその破壊性へと引きずり込まれてゆくさまを検証した。それを継いでこの章では、シャルラタンという〝虚〟の口上師を追いながら、影の力の創造的な側面にも注目してみたい。

ほら吹き薬売り

シャルラタンとは、十六世紀以降のヨーロッパの各地で、日本のガマの油売りのように、祭りの場や市で、さらには公道や広場で、台の上に乗ったり、あるいは地面に立ったり馬にまたがったまま、巧みな口上と面白おかしいパフォーマンスで人を集め、種々のいかがわしい薬を売りつけ、ときには抜歯やヘルニアの治療までおこなっていた、正統の医薬免状を持たない医師もどき・薬屋もどきの連中のことをいう[1]。客寄せのため大掛かりな舞台まで設け、寸劇・笑劇を演じたのち、満場の客に言葉巧みに怪しげな薬を大量に売りさばき、あるいは舞台の上でいかさま治療を施し、その化けの皮がはがれるまえに新たな祭りの場を求めてさっさと行方をくらます手合いも多かったようである。

にせ医者や山師・ペテン師などと訳されるシャルラタン *charlatan* の語源は、中世に薬の行商人や香具師《やし》を数多く輩出したことで知られるイタリア中部ウンブリア地方のチェッレート村 *Cerreto* に由来した、イタリア語で「詐欺師、ほら吹き」を意味する cerretano に求めるのが通説である。そのほか「薬の行商人」を意味するラテン語の ceretanus を語源と考える学者もおり、またイタリア語で「口達者におしゃべりする、むだ話をする」を意味する ciarlare にその源を求める説もある。どのみち、巧みな話術で客をたぶらかし、効くのか効かぬか知れたものではないニセ薬すなわちプラシーボをうまいこと売りつける、放浪の薬売りのイメージがその根底にありそうである。

しかしこのプラシーボなるものは、たんなる気休めとして一概には馬鹿にできない代物である。そもそも placebo という言葉はラテン語で「私が喜ばせてあげます」という意味であり、患者を騙すというよりは喜ばせてあげるものなのである。あるいは、喜んで騙されることによって患者の自己治癒力が活性化されるのである。すなわち患者の治癒への期待や願望、つまり治癒への想像力をうまいこと掻き立たせてくれる偽薬のことをプラシーボというのである。そのためには、いかにも効きそうな見た目と味と香りと名前と風聞、そしてそれを信じ込ませる巧みな話術が必要である。このプラシーボ効果は精神科治療においてはとりわけ重要な意義をもっており、精神科で処方される薬の効き目の三〇%から四〇%はプラシーボ効果によるものだという研究者もおり、抗うつ剤の薬効にいたっては七五%がプラシーボ効果であったという報告もあるくらいである。(2)

第一章で述べたように麻原彰晃も、安物の朝鮮人参を漬け込んだだけの液体を「風湿精」や「青龍丹」などといかにも効能ありげな名前をつけて、しかも新宿副都心の京王プラザホテルという晴れやかな大舞台で即売会を開いて売りつけ、四千万円もの荒稼ぎをしているが、そのシャルラタン的手法の源流は十六世紀から十七世紀にかけてのヨーロッパのオルヴィエタン売りにまでさかのぼることができる。オルヴィエタンとは、イタリア中部の古都オルヴィエト出身のシャルラタンによって考案された万能薬で、その名前は考案者の出身地にちなんだものである。この薬が神秘的で正体不明であるだけに、かえって病人たちの評判を呼んだといわれている。のちにオルヴィエタンはインチキ薬の代名詞となるのだが、その主要成分は解毒剤である古びたテリアカと、心臓・肝臓をつけたままます り潰した毒蛇の粉末だったようである。

このオルヴィエタン売りのなかでも特に名高いひとりがモンドールである。十七世紀の初め、突如パリに現われたモンドール一行はポン・ヌフ橋の周辺に仮設の舞台をしつらえて、楽器演奏や客寄せ芝居などをその上で演じては人を集め、充分客が集まったところでおもむろに金ピカの衣装に身を包んだモンドール本人が舞台に登場する。そして立派な白髭をなでながら仰々しくつぎのような口上を述べるのである。

さて、お立会い。かくも賑々しくまかりこしましたる僕《やつがれ》こそ、名はモンドールにて、生まれはウンブリアの名高きチェッレート。サレルノの大学にて医学と薬学を修め、かたじけなくも医業の免状を得て、諸国を巡り、ここと持参いたしましたる天下の妙薬オルヴィエタンにて、上は国王から下は庶民にいたるまで、あまたの病人をたちどころに治し、恥ずかしながら当代きっての名医として望外の名声をほしいままにしております。このたび、念願かなって初めて都パリに上り、皆様方に、いかなる難病も退ける奇蹟の妙薬をとくと知っていただきたく、神もご照覧あれ、法外なる安価にておわけする次第。とは申せ、何分にも希少な霊薬。わが一族にのみ代々伝わる秘薬中の秘薬であれば、無尽蔵にあるそこらのものとはわけが違う。売り切れれば、もとよりそれまで。早い者勝ちと思し召せ。得て天国、得ざれば地獄、見るだけなら煉獄の試練！　いずれをよしとするかは、皆様方の心一つ。さてこそ、お立会い……。

こうして客の買い気をそそり、口上の言葉とは裏腹にけっして安くはない値段でしこたまオルヴィエタンを売りつけるのである。モンドールの霊薬は、あらゆる類の毒、有毒動物や狂犬による咬傷、ペスト、毒虫、天然痘その他の疾病、さらには脳のぼやけや眩暈、万病のもとである悪気、癲癇、激しい差込み、歯痛、船酔いなど、なんにでも効力を発揮するとうたわれていた[3]。当代一の医学校であるサレルノ大学の学位を詐称したモンドールは、じつはイタリア人ではなく、フィリップ・ジラールという名のフランス人であった。出自を含めてすべてを嘘で塗り固めたモンドールは、こうしてオルヴィエタン売りの見世物をひとつの「芸」として完成させたのである。この虚構の世界に非日常の夢と希望と種々の投影をなげかけて、民衆はモンドールをもてはやしたのである。

モンドールの成功に触発されて、その後もタバランやグラン・トマなど、モンドールの芸を継承したり、あるいはその真似をする者が陸続と出没し、シャルラタンの系譜は絶えることなく続いてゆくことになる。そしてパリ、とりわけポン・ヌフ橋とドーフィネ広場はシャルラタンにとっての最大の檜舞台となり、ヨーロッパ中のシャルラタンはパリの舞台に立つべく腕を磨くことになった。こうしてシャルラタン文化がパリに花開くことになったのである。これらシャルラタンのほとんどは正統の医薬免状を持たぬニセ医者であったが、なかにひとり、正統の医師でありながらシャルラタンの汚名を着せられ、歴史の闇に葬りさられた人物がいる。次節ではその男、動物磁気説の提唱者メスマーをとりあげることにしたい。

一世を風靡した施術師

第四章で述べたように、フロイトの汎性欲説が自然科学的には虚偽であるのと同様、メスマーの動物磁気説も科学的には嘘偽りとして難じられている。しかしフロイトはいまだに名声を保ち続け、一方メスマーは歴史から消え失せ、ペテン師あるいは詐欺師扱いすらされている。このフロイトの名声とメスマーの汚名の違いはどこから来るのだろうか。それでは、第三章でとりあげたキルトン・スチュワート以上にかつては高名な治療家として一世を風靡したが、いまではすっかり忘却の闇にうずもれてしまっている、もうひとりの希代の「詐欺師」フランツ・アントン・メスマーのことをまずは紹介することにしよう(4)。

メスマーは一七三四年、ドイツとスイスとオーストリアの国境にまたがるボーデン湖のドイツ領岸の小村イツナングに、コンスタンツ領主兼大司教の御猟場管理官であった父のもと、九人同胞中第三子として生まれた。イエズス会のインゴールシュタット大学で神学を修めたのち、ウィーン大学で法律を学び、さらに医学部に転じ、一七六六年、三十二歳のときに「人体とその病に及ぼす天体の影響について」という論文で医学博士号を取得して大学を卒業した。

貧しい野心家が世に出る手段として結婚を利用することは多々見られるが、ごたぶんに漏れずメスマーも、一七六七年に十歳年上の貴族出身で富裕な未亡人と結ばれ、社交界に華やかな人脈をもつウィーンでも屈指の資産家となり、また大邸宅の庭園にある別邸を改築し豪華な診療所を開設した。メスマーは洗練されたウィーン社交界の寵児となり、各種芸術のパトロンとなった。無類の音楽好きであり、かつチェンバロ、フルート、ヴァイオリンなども完璧に弾きこなすメスマーは、とりわけ音楽家のパトロンとなり、ハイドンやモーツァルト家を援助した。たとえばヴォルフガング・アマデウス・モーツァルトの最初のオペラ「バスティアンとバスティエンヌ」は、その初演がメスマーの私邸内の自家専用劇場でおこなわれている。

一七七三年から一七七四年にかけてメスマーは、妻の連れ子のフィアンセであるフランツィスカ・エスタリンを自宅で治療していた。フランツィスカは「急激に血が頭に上り、歯や耳に激痛をきたし、ついで眩暈・錯乱・嘔吐が続き、ついには痙攣し失神する」という奇妙な発作に悩まされていた。発作のたびにメスマーは下剤・瀉血・煎じ薬などの処置を施し、いったんは回復するもののほどなくまたぶり返し、発作のたびごとに彼女は衰弱していった。

そのころ、一部のイギリス人医師が磁石を用いて病気を治療していることを耳にしたメスマーは、磁石をフランツィスカの体に当ててみると発作はピタリとやんだ。その後、磁石なしでも手のひらを当てるだけで同様の効果が得られることに気がついたメスマーは「磁石が発するのと同様の磁気がみずからの手からも流れ出ており、それに患者は反応しているのだ」と結論づけた。そして学位論文で提唱した自説とからめ、以下のような主張をするようになった。すなわち、「人間の体はすべて天体の影響のもとにあるが、それは宇宙に遍在する流体の媒介によって生じる。この流体は万物にあまねく浸透し、人体とその神経組織にも浸潤している。天体の運行に調和して人体内でその流体の配分がうまくとれていると健康であり、不均衡になると病気が生じる。またこの流体は、磁石とよく似た属性によって生じたり伝播したり、さらにはそれを操作することもできるが、けっして磁石によって生じる磁気とは同一のものではない。したがってこの流体を磁石の『鉱物磁気』とは区別すべく『動物磁気《マニエティスム・アニマル》 *magnétisme animal*』と呼ぶのがふさわしく、治療者はこの動物磁気を患者に接触してその体内に流し込んで、生体内の磁気の不均衡を回復することによって治療効果をあげることができる」と主張したのである。

この動物磁気治療によってフランツィスカはきわめて元気になり、メスマー夫人の連れ子と結婚し、妻としても母としても健康な日々を送れるようになった。この成功に気をよくしたメスマーはその後もつぎつぎとこの動物磁気療法を試し、多大な成果をおさめ、やがて自分の偉大な発見が永遠の名声を生むにちがいないと信じるようになった。実際、臨床医としてのメスマーの評判は日ごとに高まり、この新機軸の治療法を試そうと、あふれんばかりの患者がメスマーの診療所に押しかけた。メスマー自身は、自分の体内には人並みはずれて強力な動物磁気が充満していると確信していたものの、さすがにこの多数の患者を前にしては、いかに充溢せる強大な自身の動物磁気をもってしてもやがては消耗し枯渇するであろうことを恐れた。そこでライデン瓶[5]にヒントを得て、自分が所有する磁気流体を溜めておき、しかもそれをたんに保存するだけでなく強化したうえで同時に多数の人がいつでも使える装置を工夫した。それがのちに「磁気桶《バケー》baquet」として有名になる奇妙な装置である。直径三・二四メートル、高さ四八・六センチの桶のなかに、メスマーがみずからの動物磁気を注入した、すなわち「磁化した」ガラス屑を敷き詰め、そのうえにやはりメスマーによって磁化された天然磁石・鉄粉・砂を混ぜ込み、さらに磁化された水で桶を一杯に満たした。桶の蓋には九本の直角に折れ曲がった鉄の棒が差し込んであり、それぞれの鉄棒の先端を患者の患部に当て、同時に九人の患者を磁気治療してしまうという代物である。

しかし世間での評判が高まるにつれ、逆に、ウィーン大学医学部をはじめとするウィーン医学界からの非難も激しくなってきた。マリーア・テレーザ女帝に特別に目をかけられ、その手厚い保護を受けていた盲目の天才ピアニスト、マリーア－テレージア・パラディースの失われていた視力を、メスマーが動物磁気療法によって回復させたと評判になるに及んで、公式医学が認めない医学原理で名声をわがものにしているメスマーに制裁を加えるべく医学委員会が設置され、パラディースに対するメスマーの治療が調査された。委員会は「患者は、メスマーが目の前にいるときだけ目が見える」と主張することを疑問視し、メスマーの治療を詐欺行為と断じ、大衆を惑わすものとしてそれを否定したのである。

その後まもない一七七七年末、メスマーは妻を含むいっさいを投げ出して突然ウィーンからその姿を消してしまった。そして翌一七七八年二月、メスマーは単身パリにふたたび姿を現わしたのである。

パリに現われたメスマーは、パリのシャルラタン文化の伝統に感化されたのか、その治療法はますます大仕掛けで芝居がかってきた。治療をシャルラタンの伝統にならって見世物化したのである。そして新しい物好きのパリの上流社会ではメスマーの新治療法が熱狂的にもてはやされ、メスマーはパリのサロンで絶大な人気と名声を博すこととなった。高級住宅地のなかの大邸宅に診療所を開き、とびきり上流社会の患者をたくさん診たうえ巨額の治療費を取り、またたくまに大金持ちとなったメスマーの治療風景は以下のようなものであった。

治療に来た患者はまず、贅沢な装飾をほどこされた大きな部屋に案内される。その部屋は窓に厚いカーテンがかけられ、ぼんやりと薄暗く、また床には厚い絨毯が敷きつめられ、いくら動き回っても足音ひとつしない静けさに満たされている。部屋の中央には先述の磁気桶が置かれ、患者は助手に導かれて磁気桶から突き出している鉄の棒を患部に当てがわれ、じっと立ったままメスマーがやって来るのを待たされる。やがてどこからともなく神秘的な音楽が流れてきて、不思議な香りがあたりに漂いはじめ、長い絹の礼服に身を包んだメスマーが鉄の杖を持っておもむろに登場する。メスマーは患者のあいだを通りぬけながらその一人ひとりの前で立ち止まり、じっと目を見つめながら症状を尋ね、杖や手で患者に触れてゆくと、患者たちはしびれたり、ひきつけたり、笑ったり泣いたり絶叫したりと、はげしい心身の反応すなわち分利《クリーズ》を惹き起こす。分利後の患者を休ませる部屋は、壁から家具調度にいたるまですべてメスマーによって磁化されており、またさまざまな鏡があちこちに配置され、日光を複雑に反射させることにより、分利後の患者に必要な磁気流体の干満を促した。また患者たちはメスマーによって磁化されたカップで磁化された水だけを飲んだ。こういう治療を数回受けると多くの病気が治ったという。メスマーは磁化された水以外の薬物はいっさい使わなかったといわれているが、麻原彰晃のミラクルポンドなどもメスマーの磁化した水と同じようなシャルラタン的発想に基づいていたといえよう。

メスマーは自分を中心にして世界が回ると考えがちな人物だったので、自分の大発見が大学の医学部をはじめとして公式に認められることを露ほども疑わなかった。法外な治療費にもかかわらず貴族や資産家、芸術家、医学者以外の学者といったパリの有力者たちがメスマーの患者となってつぎつぎと押し寄せるようになればなるほど、逆にメスマーはパリの医者たちの嫉妬と反感をかうことになった。さらにはメスマーの実施している治療は当時の正統医学が容認しがたいものだったので、患者のなかから症状の改善がみられないとしてメスマーを詐欺師として告発する者も出始めたことなどを利用して、一七八四年三月、公式医学界は宮廷を動かして国王ルイ十六世の命によりメスマーの調査委員会を発足させた(6)。

この委員会の五カ月にわたる詳細な調査と科学的な実験の結果、動物磁気療法は患者が動物磁気の存在を信じているときだけ効果を現わし、それ以外ではまったく効果のないことが明らかにされた。たとえば患者に目隠しをして「磁化された杖を使う」と宣言してから触れると、それが実際は磁化された杖ではなくても患者は鋭敏に反応するのに、「磁化されていないただの杖を使う」と宣言すると本物の磁化された杖を使っても患者はまったく反応を示さないのである。こうした実験結果などから、磁気流体なるものが物理的に存在する証拠はまったく見出されず、その治療効果はもっぱら人間の想像力によって惹き起こされたものであり、動物磁気療法それ自体には有益な効果はなにも認められないばかりか有害でさえあると結論づけられることになった。

こうしてメスマーの動物磁気療法は一七八四年の八月に公式に否定されてしまったのである。さらに、メスマーの治療で病気が治ったとメスマーの事績を熱狂的に讃えた本を出版していた高名な哲学者で、タロットのエジプト起源説で有名なオカルティストでもあるクール・ド・ジェブランが、メスマーの自宅診療所で治療中に磁気桶の前で死んでしまうという椿事が生じてしまう。これらのことからメスマーの名声は急速に地に落ちたのみならず、メスマーは詐欺師・ペテン師としてパリ中の漫画や流行歌や風刺劇によるからかいの種にされてしまった（もっとも、移り気な大衆は二、三カ月もすると、次節で述べることになる高等詐欺師カリオストロ伯爵とそれにまつわる「王妃の首飾り事件」という大スキャンダルにすっかり目を奪われてしまい、もうメスマーのことなどすっかり忘れ去ってしまうのだが）。

失地回復のためにメスマーは、プロイセンのハインリッヒ大公の御前でその腕前を披露することを試みたが、この公開実演がまったくの不首尾に終わってしまい、大きく恥をかいたメスマーは一七七七年のときと同様の反応をした。すなわちパリから夜逃げしたのである。一七八五年の初めに忽然とパリから姿を消したメスマーはその後、ヨーロッパ各地を放浪した後、晩年はスイスで過ごし、一八一五年に誕生の地からわずか数キロの距離のボーデン湖畔のスイス側の小村メールスブルクで息を引きとっている。かつてはウィーンでまたパリで一世を風靡したメスマーも、晩年の二十年近くはすっかり世間から忘れさられ、その葬式も村人の代表が数人参列しただけのまことに侘しいものだったといわれている。

ここでふたたびメスマーとフロイトの違いを考えてみたい。これまで述べたことからもわかるようにメスマーには、受けいれがたい現実を前にすると夜逃げないしは逃避してしまう癖がある。この現実逃避性は麻原彰晃にも認められる。麻原は自分の理論の誤りを受けいれることができず、自分の過ちを認めてみずからの理論を変えるかわりに、現実そのもののほうを変えようとさえしたのである。ところがフロイトは現実から逃げず、苦しみつつもみずからの理論を現実が呈示するリアリティに合わせて修正していった。けっして麻原のように自分に（つまり自我に）都合よく修正することはしなかった。理論とは煎じつめれば所詮ひとつの神話なのであり、現実を前にして変化し成長してゆくべきものである。すなわち固定*fixation*させないことによって、理論は生きた神話としての生命力を持ちえるのである。つまり現実との生きた接触を保ち続けることができるのである。メスマーや麻原とは違って日蓮もまた、フロイトのように悩める人であり、かつ悩むことのできる人でもあった。

なおメスマーの動物磁気は中国の「気」の概念とも通じるものであり、またその治療理念は、健康嗜癖の現代に氾濫しているゲルマニウム・磁石・隕石などをもちいた健康グッズの宣伝文を見れば、いまでもしっかりと生き残っていることがよくわかる。たとえば新聞のチラシや雑誌の通信販売の案内を一瞥すると、「フェライト磁石の力で澱んだ生体電流の流れを正常に戻して血流を促し疲労を癒す」「磁力波動がイオンバランスを調整して疲れを取り除く」「大粒ゲルマニウムが生体電流を整え痛みを和らげる」「隕石にこめられた高波動の宇宙エネルギーが、身体の不調部位が発する異常な波動を正常な固有波動に書き換え、元気のない部位に直接エネルギーを充填する」などメスマーの主張そのままのうたい文句が満ち溢れているのである。病気の原因は宇宙に充満する精妙な（物理的）流体の人体内における分布の不均衡によって生じるとするメスマー的考えは、どの時代にも現われるまさしく元型的なイメージなのであろう。

時代精神をになった孤児

前述のメスマーがその姿をパリから消すのとほぼ入れ換わるようにしてパリに現われるや、またたくまにパリ中の耳目を集めた大シャルラタン、アレッサンドロ・ディ・カリオストロ伯爵が本節の主人公である。[7]こちらはメスマーとは違って医師免状を持たぬ正真正銘のシャルラタンである。

スペインの爵位は持つもののアラビアで育ち、本場アラビア医術に通暁しているという触れ込みのカリオストロ伯爵なる謎の人物が突如フランスに現われて、社交界を疾風のように席捲してのちまた忽然と姿をくらましたのは、一七八〇年のストラスブールから一七八五年のパリにいたるまでのわずか五年間のことであった。この五年間にカリオストロは、フリーメーソンの陰の大立者、奇跡医、錬金術師、預言者、天啓主義者としてたちまちヨーロッパ第一級の知識人たちの注目を一身に集め、彼らを魅了したばかりか熱狂に駆り立てさえした。また奇跡医としてのカリオストロに対する一般大衆の崇拝と熱狂ぶりはとりわけすさまじいものがあった。まずはこの五年間のカリオストロの華々しい活躍ぶりを、順を追って眺めてみることにしよう。

貧しき者も富める者も

一七八〇年九月十九日、ストラスブールに奇妙ないでたちの医者が現われた。頭には白い羽飾りのついた近衛兵帽をかぶり、青いタフタの服には縫い目の上に金モールをかぶせ、花模様の刺繍をあしらった胴着にはダイヤを並べた金鎖を飾っていた。靴の留め金には宝石をちりばめ、両手の何本もの指にも、胸飾りのレースの上にも、いたるところに大粒のルビーがきらきらと輝いていた。スペイン伯爵を名乗ってはいるものの、その褐色の肌からムーア人(8)かアラビア人ではないかと目されていたカリオストロのこの満艦飾の異国風のいでたちは、まるでオペラの舞台からそのまま降り立ってきたかのように異様に派手で華やかで、たちまちストラスブール市民の耳目を惹きつけた。しかしこの新来の異邦人の医者は見かけの派手やかさとは裏腹に、ひたすら地道に貧者の無償治療に明け暮れ、彼らの救済者となったのである。カリオストロの馬車はストラスブールのもっとも貧しい地区のあばら家の外に夜となく昼となく停まっているところが目撃された。貧しく病んだ者を癒し、救うという高貴な使命に全身全霊を傾けるカリオストロのようすを当時の患者のひとりがこう記している。

カリオストロは治してやった人から金も贈り物ももらわない。病人、とりわけ貧しい病人のあいだで暮らし、薬を無料で配り、自分のポケットからスープ代を出してやる。自分ではほとんど食べず、食べるとしてもいつもイタリアのパスタだけ。けっしてベッドにいかず、椅子にすわって二、三時間眠るだけだ。昼でも夜でもどんな時間でも不幸な人の求めに応じて飛んでいく。同胞の苦しみを和らげることだけが彼の喜びである。

カリオストロの診療所のホールは貧しく悲惨な病人たちで満ち溢れている。病人たちはそのやせ衰えた腕を弱々しくさし上げ、祈るようにしてカリオストロの立会いを請い願う。カリオストロはひとりずつ彼らの病状をていねいに聴いて歩きまわり、最後にその場をしばらく離れ、やがて貧しい病者にわかち与えるために、大量の医薬品と銭ではち切れんばかりの財布を手にして戻って来る。病人たちのあいだに歓呼の声があがり、彼らは先を争ってカリオストロの足元にぬかずき、その膝を抱きしめ、『救い主よ、父よ、神よ』と口々に叫ぶのである。

こうしてカリオストロは民衆から絶大なる名望を集めたが、それはたんに気前のよい慈善家であるだけではなく、他の医者が匙を投げた難しい病気でさえも治す腕のよい医者でもあったからである。どんな不治の病でも治す、本場アラビア仕込みの名高い医術[9]の使い手である奇跡医の評判はたちまち四方に広まり、フランスのみならずドイツやスイスからも患者が押し寄せ、やがて裕福な上流階級からも治療を請われるようになった。

そのような奇跡治療の一例として、スイスのバーゼル市財務官ウィーラントによって記録にも残されている、バーゼルきっての富裕な銀行家にして絹商人でもあるサラザン家の若妻の治癒例が名高い。二十九歳になる妻が原因不明の胃炎と熱病とひきつけの発作で衰弱し、もう十年近くも寝たきりの状態であったという。あらゆる医学的・霊的治療を試みても効なく、日に一口か二口のミルクを呑み込むのもやっとのありさまとなり家族もすっかり絶望し、最後の望みを令名高いカリオストロに託し、一七八二年初頭にカリオストロの往診を請うたところ、たちまち病状が好転して、夏までにはすっかり良くなり、子をなすまでに回復したといわれている。感謝のあまりサラザンは、ヨーロッパのどこでも使える無制限の銀行勘定をカリオストロに与えてその恩に報いたという。

フランス宮廷司祭長でストラスブール大司教でもあるロアン枢機卿も、喘息を治してもらってからすっかりカリオストロの信奉者となった。その他、アルザスの最高司令官ド・コンタード元帥をはじめ、ド・ラ・サール侯爵、フラックランド男爵、ド・ロール男爵、フォアミンツァー男爵、ディートリッヒ男爵、クリスチーヌ公女など名だたるアルザスの貴族たちがカリオストロの虜となり、カリオストロはいつしかアルザス社交界の寵児となり、中心人物となっていたのである。王侯貴族を前にしてのカリオストロは、医師としてよりもむしろ錬金術師や預言者、あるいは神秘的エジプト派フリーメーソンの高位階者としてふるまった。*

＊ フリーメーソンは中世の大規模な教会建築と結びついて発展した石工のギルドにその起源をもち、一七一七年ロンドンで善行と兄弟愛をうたい、普遍的な人類共同体の完成を目指す精神的な秘密結社として生まれ変わったものである。会員同士は、聖書に出てくるソロモン神殿の再建になぞらえた秘密の合図やシンボルや儀式を用いて交わり、また徒弟・職人・親方に相当する三つの基本的位階をもっていた。フリーメーソンは主に貴族・上層市民・知識人・芸術家などが集う博愛的な秘密クラブとして機能していたが、ヨーロッパ各国に広がるにつれ、その土地や国の独自性を反映して変化していった。ヨーロッパのフリーメーソンの多くは、中世の伝説をもとにした儀式や位階、シンボルなどをさらにつけ加えて壮大な体系を発展させていった。新しい儀式のなかには、錬金術をもとにして会員の霊的・肉体的な再生を約束する神秘的な性質のものもかなりあった。とりわけフランスでは、フランスの哲学者たちによって広められた理性崇拝あるいは啓蒙思想によって、日常の表舞台から霊的な生活が一掃されたことへの不満から、霊的で神秘的なロッジ（フリーメーソン活動をするための基本構成単位としての支部）がもてはやされていた。そこでカリオストロはみずからをエジプトの最高位階の祭司・大コフタと称し、フリーメーソンの純粋な形態はエジプトのピラミッド建設者たちの古代の叡智と啓示のなかから生まれたものであると唱えた。そしてエジプトのフリーメーソンが求めるものは、精霊との結びつきをとおして人間が肉体的・精神的に完全なものとなって再生することであると説き、ボルドーやリヨンではエジプト派フリーメーソンのロッジ「高等エジプト・メーソン結社」を組織し、指導するようになった。

こうしてカリオストロは、昼は高潔な慈善医として貧民の無償治療に明け暮れ、夜は知芸ともに秀でた神秘の奇跡医として上流人士を相手に治療のみならず錬金術や降霊術・千里眼の不思議な技を披露伝授し、彼らの霊的指導者となったのである。

一七八五年一月二十七日、ヴェルサイユ宮殿の宮廷司祭長として先にパリに移っていたロアン枢機卿からの求めに応じ、ついにカリオストロ伯爵は世界都市であるのみならず百鬼夜行のシャルラタン文化の中心地でもある華の都パリにその姿を現わすこととなった。新奇なものに熱中するこの町はさっそくカリオストロ熱に沸きたった。無償の奇跡治療を求めてパリ中の貧民が押し寄せたのみならず、豪華絢爛たる称号の貴族たちもカリオストロのエジプト密儀に加わりたいと弟子入りを求めて群がってきたのである。こうしてカリオストロの名声は一気に絶頂に達した。

革命前夜のバスティーユ

しかしその失墜もまた急速だった。

伯爵夫人を騙る女詐欺師ジャンヌ・ド・ヴァロワ・ド・ラ・モットが、マリー＝アントワネット王妃に取り入ろうと必死のロアン枢機卿をうまくたぶらかして「王妃が五百四十個ものダイヤでできた首飾りを欲しがっているが、夫のルイ十六世に知られるといまはまずいのでひそかに購入するのを手助けしてくれる人物を探している」と言いくるめ、偽造した王妃の署名入りの購入証書を手渡して、ロアン枢機卿を使ってその首飾りを王室出入りの宝石商から受け取らせたのである。ロアン枢機卿の受け取ったそのとてつもなく高価な首飾りはすぐさまジャンヌとその一味の手に渡り、彼らはすぐにそれをイギリスに持ち出して処分してしまった。しかしうまいこと逃げおおせる前に事件は発覚してしまい、知らずに詐欺の片棒をかつがされたロアン枢機卿がまず一七八五年八月十五日の聖母被昇天祭の当日に逮捕され、続いてジャンヌとその一味もあいついで逮捕され、枢機卿ともどもバスティーユ監獄へ送られることになった。

そしてそれから二週間後、ジャンヌの供述にもとづいて今度はカリオストロまでもが逮捕されることになってしまったのである。ジャンヌは詐欺師独特の嗅覚からか、世評名高いカリオストロもじつは自分と同類のいかさま師であることを見抜いており、濡れ衣を着せるにちょうどよいとばかりに、あの怪しげな魔術師カリオストロこそがこの事件の真の黒幕であると言い立てたのである。ジャンヌは裁判のなかで、なんとかカリオストロから大コフタの聖者の仮面をはぎとり、その背後の詐欺師の醜悪な素顔をあばこうと必死に努めた。

それに対してカリオストロはつぎのような防御申し立てをした。

私は生まれ故郷も親も知らずして育てられた。幼いころはアラビアのメディナの町で過ごした。私はそこでアシャラという名でイスラム教徒として育てられ、ムフティ〔イスラム教の法僧〕の宮殿に住んでいた。アルトタスという名の守役から、おまえは生後三カ月にして孤児となったけれども、両親は高貴の生まれでキリスト教徒だったとのみ聞かされている。アルトタスからはまたピラミッドの秘密を教えられた。そのピラミッドは、古代エジプト人が人類の知識を貯えておくために掘った、地下の広い洞窟に隠されている。

私はその後ロードス島とマルタ島で数年間聖ヨハネ騎士団の指導を受けた。ここで私は諸科学とりわけ薬学と医学を学び、ヨーロッパ風の衣服を身につけ、カリオストロという名を名乗り、カトリックの教義を深く信じるようになった。そのとき以来、私は苦しむ人類の救済に身をささげている。

私は与えるが受け取らないことで、自分の独立を保っている。君主の手からさえ報酬を受けたことはない。裕福な人たちには薬と助言を与え、貧しい人々には金と薬を与えてきた。

いずこの地においても異邦人だった私は、いずこの地でも善き市民としての義務を果たしてきた。いずこの地でも宗教と法と政府を尊重してきた。これが私の経歴である。

このカリオストロの自伝的回想録はただちに出版され、ベストセラーとなった。パリ市内はもちろんのことヨーロッパ中の新聞がバスティーユに収監されている一座の動静を報じ、王妃の首飾り事件とそれにまつわる裁判の動向はすっかり大衆向けの見世物と化した。逮捕されるまでの七カ月のあいだにカリオストロは高潔な慈善家にして奇跡医としてパリ市民の崇拝を一身に集めていたおかげで、その根拠薄弱な逮捕はパリ市民の激昂を招いた。

強力な世論の後押しもあって一七八六年五月三十一日、パリ高等法院大法廷はロアン枢機卿ならびにカリオストロに無罪放免を言い渡した。翌六月一日の夜、十カ月にもおよぶ無法な勾留からようやく解き放たれようとしているわれらが救世主カリオストロを待ち受けんと、一万人近い大群衆がバスティーユに押しかけ、あたりは異様な興奮と熱気に包まれた。バスティーユの門が開いてカリオストロが現われると、群集はいっせいに歓呼の声を上げ、祝いの爆竹がはぜ、たいまつの火が高々と掲げられた。カリオストロを乗せた馬車の後を追っておびただしい群衆の列が延々と続いた。いまやカリオストロは民衆にとってブルボン王朝の横暴の被害者のシンボルとなった。しかもその被害者は横暴に屈することなくそれと戦い、見事にそれをはねのけた凱旋将軍として民衆の歓呼に迎えられたのである。群衆の興奮はつのる一方であった。一連の動きはしだいにブルボン王朝に対する挑発の色を帯びてきた。カリオストロを支持する民衆が暴動を起こす懸念が高まり、事態が危険であることを察知したヴェルサイユ宮廷は、釈放わずか十二時間後に、王の名においてカリオストロに国外退去を命じた。

こうしてカリオストロは、自分が去った後に自分を閉じ込めたバスティーユ監獄が開放され、革命が到来することを予言しながらフランスの地を離れることとなった。実際それから三年後、カリオストロによってまかれてくすぶり続けていた火種がついに火を吹き出し、「自由、平等、博愛」という標語をほかでもなくフリーメーソンから借用してフランス革命が勃発し、ブルボン王朝の圧政の象徴となっていたバスティーユも本当に陥落したのである。

しかし革命によって滅びる前にブルボン王朝も、カリオストロ打倒の矢をしっかりと放っていた。フランスの地を追われてヨーロッパ各地を遍歴していたカリオストロに対して、暴力的に直接手をくだすのは民衆の反発が恐ろしいので、筆の刺客を放つことにしたのである。ブルボン王家の秘密情報員でもあり、ゆすりの種に面白おかしく誹謗中傷のゴシップ記事を書くのを本業とする悪徳ジャーナリストのテヴノー・ド・モランドを使ってフランス政府は、ロンドンで発行され、英仏両国語で書かれているためヨーロッパで幅広く読まれていた新聞『クーリエ・ド・ルーロップ』紙上に大々的なカリオストロ排撃のキャンペーンを張らせたのである。ド・モランドは、ジャンヌが王妃の首飾り事件の裁判で暴こうとしても暴ききれなかったカリオストロの栄光の始まる一七八〇年以前の暗い過去の闇を、屍肉に群がるハイエナのように嗅ぎまわり出した。その結果、驚くべき事実がつぎつぎと明るみに出された。

これまで王侯貴族やヨーロッパ第一級の知識人の尊敬を一身に担ってきた奇跡医・錬金術師にしてフリーメーソンの陰の大立者でもあるカリオストロ伯爵の真の正体は、なんとイタリアのシチリア生まれで本名ジュゼッペ・バルサモという変装虚言と身分詐称の常習犯で、窃盗・詐欺・女衒・文書偽造や紙幣贋造など悪事のかぎりをつくしながら社会の最下層をうろついていた鼻つまみ者のゴロツキだったことが判明したのである。ブルボン王朝の密偵ド・モランドが暴き出した自称カリオストロ伯のシャルラタン的正体は以下のようなものであった。

明かされた生い立ち

ジュゼッペ・バルサモは一七四三年六月二日、亜熱帯の気候をもち、ヨーロッパとアフリカとアジアを結ぶシチリア島パレルモの貧しいリボン商人の家に生まれた。名声の絶頂期には自分はエジプトの王子で預言者であると名乗ったこともあるが、実際バルサモの家系にはかつてパレルモを支配したことがあるムーア人の血も流れていたようである。幼くして父を失ったバルサモは近くのファテベネフラテッリ治療会の修道院に預けられ、そこでどうやら医学と薬学の手ほどきを受け、さらには化学と錬金術の知識も身につけたようである。しかしあまりの素行の悪さに十五歳で追放されてしまい、パレルモに戻ったバルサモはさっそく街の不良どもの頭目となった。二十歳のとき大きな詐欺事件の首謀者として警察に追われる身となったバルサモは故郷シチリアを離れ、流浪の旅を続けながら山師としての腕を磨くことになった。

一七六八年、ローマで出会った十四歳の美少女ロレンツァ・セラフィーナ・フェリツィアーニに一目ぼれしてすぐさま結婚したバルサモは、この魅惑的な若妻を使って美人局《つつもたせ》で荒稼ぎするようになる。またもとと画才に恵まれていたバルサモは、銀行の信用状や商人の為替手形や軍隊の辞令などを偽造するという詐欺の手口に芸術的な冴えを示すようになった。一七六九年に南フランスのエクス・アン・プロヴァンスでバルサモに出会ったことのある、伝説的な女たらしで自身も山師であったジョヴァンニ・ジャコモ・カザノヴァ伯爵は、バルサモのことを「つらい仕事よりも気ままな暮らしを選ぶ天性の怠け者のひとり」にすぎないと感じたものの、ただその贋作や文書偽造の天才的腕前には舌を巻いたことをその回想録のなかで告白している。一瞬で貴族になれる便利な偽造辞令を使ってバルサモはヨーロッパ各地を旅しながら、ペレグリーニ侯爵、ダンナ侯爵、フェニックス侯爵などを名乗るようになり、裕福な貴族などに近づいてはセラフィーナをだしに金品を巻き上げるようになったのである。その後バルサモ夫妻は、バルセロナ、バレンシア、アリカンテなどのスペイン諸方をめぐり歩くうちに、いつしか神秘的なさすらいの旅医者のイメージをつくりあげるようになっていった。シチリアのスラム育ちのチンピラにすぎなかったバルサモは、スペインでの旅を通じて明らかに変容しつつあった。すなわち正真正銘のシャルラタンに変貌したのである。

医師としての自信を深めたバルサモは、一七七六年ロンドン滞在中にアレッサンドロ・ディ・カリオストロ伯爵と名乗るようになった。じつはチコリやレタスその他の野草の粉末の混ぜ物にすぎない「カリオストロ伯の精気回復剤」なる精力倍増をうたった「秘薬」でぼろ儲けし、生命を延ばす秘法に通じた奇跡医の名声をほしいままにしたのである。その余勢を駆って一七七七年四月十二日、カリオストロ伯爵はフリーメーソンのロンドン厳修派二八九号支部、エスペランス・ロッジの会員として正式に入会を認められたのである。神秘主義的色彩の強い厳修派フリーメーソンという秘密の世界に加わることで、カリオストロはついに自分の秘めた野心とすぐれた知性を思う存分に発揮し活用する舞台を手に入れたのである。さらにカリオストロはジョージ・コフトンが書いたフリーメーソンのエジプト起源説を主張する手書き文書に出会い、ムーアの血が混じっているため褐色の肌でエジプト人らしく見えることを利用して、やがてエジプトの大預言者を名乗るようになった。エジプト人を名乗ることには東方のエキゾチックで謎めいた魅力があるし、おまけにエジプトは広くて遠い場所なので、正体がばれる危険性も低いというわけである。

フリーメーソンのなかでカリオストロは正体不明の異邦人の特権を存分に活用して、新入者でありながら蒼古たるエジプト・フリーメーソンの儀式の精通者として、すぐさま学ぶよりは教える側にまわった。そしてまたたくまにフリーメーソンの重要人物のひとりとなったのである。こうして医師の肩書きのうえにフリーメーソンの高位階者としての箔をもつけたカリオストロは、本節の冒頭に述べたような次第で一七八〇年にストラスブールで華々しいデビューをはたし、その後フランスを中心としたヨーロッパの各地に夢と希望と興奮の種をまきちらしながら、押すに押されぬ奇跡医にして大コフタという素晴らしい仮面をまんまと手に入れることに成功したのである。

しかしド・モランドによってその仮面をはがされたカリオストロ伯爵ことジュゼッペ・バルサモとその妻セラフィーナは、まだカリオストロの金ぴかメッキがはげていない土地を求めてヨーロッパ各地を放浪したあげく、一七八九年十二月二十七日、ついにローマで逮捕されサンタンジェロ監獄に放り込まれることになった。旅から旅の渡り鳥的な生活にすっかり嫌気がさしていた愛妻セラフィーナの裏切りに遭い、異端者としてローマ法王庁に密告されてしまったのである。七月に起きたフランス革命のローマへの波及を恐れていたヴァチカン当局は、この危険な男を予防拘禁しておくためのうまい口実を得て、さっそく「エジプト派フリーメーソンという不敬かつ異端の教義の再建者にして伝道者」としてバルサモを異端審問にかけた。そして一七九一年三月二十一日、死刑の判決がくだされたが、四月七日に教皇ピオ六世の名で特別の恩寵で終身刑に罪一等を減ずる旨の声明が出され、要塞堅固な牢獄で永遠に罪を償うようにと命じられたのである。けっきょく、一七九五年八月二十六日に卒中発作で死ぬまでバルサモは、きびしい監視のもとサン・レオ要塞の地下牢のような独房に終生幽閉されることになった。

こうしてジュゼッペ・バルサモことカリオストロ伯爵の存在は闇に葬られたかに見えたが、じつはそうはならなかった。死後、カリオストロは神話となって永遠に生き続けることになったのである。

神話化する虚言

生前カリオストロみずからが予言していたように、死は彼を神聖なものとして、さらに大きな名声と影響力を与え続けることになった。人生のつまらない細部から解き放たれたカリオストロのイメージはなお一層変幻自在で矛盾に満ちたものとなり、自由に時空を超えるその多義性はますます深まるばかりであった。あちらこちらでカリオストロ伝説が生まれた。師カリオストロの死を聞いても心配してはならぬと教えられていた弟子たちは、その死によってカリオストロがエジプト派フリーメーソンの最高位に到達し、人類の運命を永遠に支配する不死の十二人の仲間入りをはたしたと受けとめた。また、カリオストロはキリストのようにわれらが罪を贖うためにみずから獄につながれて死を選んだのだという聖者伝説も生まれた。あるいは、カリオストロは贖罪司祭を絞め殺し、その司祭の服を着てまんまとサン・レオ要塞から脱出し、いまでもどこかで生きのびていてひそかに大きな悪事を企んでいるという不死身の山師伝説も生まれた。

深遠な目的に導かれた「霊的な預言者にして慈愛あふれる治療者」という聖なる顔と、ヨーロッパを舞台にした「大ペテン師にして抜け目のない危険な犯罪者」という俗悪な顔の、ヤヌスのように相反するふたつの顔をもったカリオストロはまだその存命中から、とりわけ芸術家たちの格好の題材となった。ロシアの女帝エカテリーナ二世は君主の座にありながら廷臣教育のためと称して、カリオストロをモデルにした喜劇三部作『詐欺師』『盲信者』『シベリアのシャーマン』を一七八七年に書きあげている。ドイツのフリードリヒ・フォン・シラーはカリオストロのヤヌス的双面を描こうとしたもののその複雑さに手を焼き、ひとつにまとめあげることができずに一七八九年、謎めいた小説『見霊者』を未完のままで放り出した。同じくドイツのヨハン・ヴォルフガング・フォン・ゲーテはカリオストロをモデルに『大コフタ』という五幕喜劇を一七九一年に完成させた。同じく一七九一年にオーストリアのヴォルフガング・アマデウス・モーツァルトは、フリーメーソンの同士としてカリオストロをオペラ『魔笛』のなかで理性の化身、善なるザロストロとして登場させている。

カリオストロはその死後も文学・美術・音楽などの芸術の世界で千変万化の活躍ぶりを示しているが、シラーにかぎらずどの作者も、悪党のジュゼッペ・バルサモと聖人アレッサンドロ・ディ・カリオストロにあるあまりに大きな矛盾を解消するのに悩んだ。エカテリーナ女帝やゲーテのようにカリオストロを悪の権化とするか、モーツァルトのように善の化身とするか、どのみち善悪のどちらか一方の極に収斂させてしまうという解決法がもっとも一般的であるが、なかにはその両極を別人物に分裂させてしまうという力業で無理やり解決をはかる作者もいた。たとえばフリーメーソンの作家ウイリアム・ラザフォード・ヘイズ・トローブリッジは、一九一〇年に書いたカリオストロの評伝『カリオストロ——偉大な魔術師の栄光と悲惨』[10]において善と悪の双子のカリオストロという考えを提出し、スペイン出身の貴族アレッサンドロ・ディ・カリオストロとパレルモのならず者ジュゼッペ・バルサモとは瓜ふたつの双子の兄弟ではあるが、まったくの別人物であると主張した。

この混乱は、一七八六年にカリオストロがバスティーユの獄内で書いた自伝的回想録の内容と、その後の調べで判明した事実とのあまりに大きな乖離に起因している。その自伝を口から出まかせの嘘八百と考えてカリオストロを「稀代の山師」として糾弾する声がしだいに優勢となったが、事実と真実の違いを知っている隠秘学《オカルティズム》に通じた知識人にとっては、そんな単純な受けとめ方はできなかった。カリオストロの身上話は確かに事実ではないにしても、メタファーとしてならば、出鱈目どころか、これ以上に真実の語りようはなかったのである。

種村季弘によると、「孤児が自分の輝かしい出生の隠された秘密をたずねて親探しのために放浪する」というイメージは、オリエント‐地中海一帯のグノーシス主義[11]やマニ教[12]のイニシエーションにおける重要な秘伝であった。マニ教徒たちは自分たちを孤児と称していたし、錬金術師がその作業《オプス》の最初にあつかう第一原質《プリマ・マテリア》のまたの名も孤児なのである。孤児とはその名が示すごとく氏素性も定かではなく、一所定住の固定した特定の物質的特性も持たずに、たえずこちらからあちらへと流転し続け、生にも死にも、鉛にも金にもけっして定着しない流浪の旅人である。しかしこの孤児は困難をきわめる遍歴の末に真の親を探しあてること、すなわち高次の秩序が支配する世界に転生することが期待されているのである。

すなわちカリオストロの〝虚言〟は、それを事実としてではなくメタファーとして受ければ、壮大な魂の遍歴を物語る叙事詩となるであろう。カリオストロはいわば第二のホメロスなのである。ホメロスの叙事詩をそのまま事実の集積物の歴史書として理解した場合、ホメロスは大嘘つきになるが、ホメロスのことを詩人として賛美する人はいても、嘘つきの歴史家として非難する人はいないのではなかろうか。ここに事実と真実の違いがあるといえよう。

このように新たな世界秩序を求めていた当時の時代精神にかなった「孤児」の神話素を生きることによって、それまでたんに「嘘を生きる人」にすぎなかった山師ジュゼッペ・バルサモは、「神話を生きる人」聖カリオストロ伯爵へと変容したのである。さらにその死後、実際カリオストロは本当に神話そのものになった。つぎつぎと芸術作品のなかでとりあげられ、その作品のなかで永遠の生を与えられたのである。

触媒としてのシャルラタン

ジュゼッペ・バルサモことカリオストロの生涯は、まさに「嘘から出た真《まこと》」という表現がぴったりの人生であったといえよう。〝虚言者〟かつシャルラタンとして医者を演じていたカリオストロは、いつしか医者の使命こそが自分の真の天職であり天命であることに気がつき、演じるのではなく、医者そのものになりきったのである。とりわけストラスブールに現われる直前の一七七九年から一七八〇年にかけて、シャーマン文化の中心地ロシア帝国の首都サンクト・ペテルブルグに滞在した折に、本場ロシアのシベリア・シャーマンと出会ったカリオストロは、しだいにシャーマンとしてのみずからの天分に目覚めだしたといわれている。すなわちカリオストロはロシアで、シャルラタンからシャーマンへと本格的に羽化するきっかけをつかんだのである。

ストラスブールで無償治療を始めたのも、初めは金持ちをひっかけるための売名行為だったかも知れないが、のちに数多くの貧しく病んだ人びとを診ているうちに「真の治療者意識」が芽ばえてきたようである。後年、ストラスブール時代のカリオストロの処方を調べたある研究者は、彼の処方薬は医学的に充分理にかなったものであることを証明した。本当の医者になってからのカリオストロは、みずからの治療の力は神の助けによるものだと主張するようになった。その助けがなければ、どんな薬を処方してもそれほど効き目がないと彼は述べている。医師みずからが治すのではなく、いわば医師は触媒のようなものなのである。カリオストロは、錬金術師が「賢者の石」とも呼ぶあらゆる物質を黄金に変える神秘的触媒・錬金術の化金石として、周囲に高次の変化を惹き起こす。実際、病人には治癒を、病んだ社会には革命を惹き起こした。カリオストロの類まれなる触媒性は、王妃の首飾り事件を審理するフランス大法廷に提出された彼の陳述書を一読すれば明らかである。

これが私である。私は貴人にして旅人である。私が語る。すると諸君の心は古代の言葉を聞いてざわめく。すなわち、諸君の胸のうちにあって、久しい以前から沈黙していた声が、私の呼び声に応えるのだ。私が身動きをする。すると諸君の心には平和が、諸君の肉体には健康が、諸君の魂には希望と勇気が立ち帰ってくる。すべての人びとは私の兄弟である。すべての国ぐには私の友である。国ぐにを私は、いたるところに神霊が来臨して諸君に通じる道を見出すことができるように、そのために巡り歩く。そして私は通りすぎてゆく。まことに私は通過するだけなのだ。私は高貴な旅人《ノーブル・ヴォワイアジュール》なのである。

触媒としてのカリオストロは、元来相手のこころのうちにあって眠っていたものを呼び覚ます。まさにここには精神療法家としての本質が語られている。自身は変化することなく、ただ周りにのみ高次の変容や変革を惹き起こし、自分は通りすぎてゆくだけなのである。この高貴な旅人が通ったところではいっさいが変化するが、旅人本人はその変化の恩恵に浴することはなにもないのである。ところでこの聖なる通過者のイメージはトリックスターの一面でもある。

「王妃の首飾り事件は革命の幕開けであった」というゲーテの至言を待つまでもなく、カリオストロ逮捕が契機となって、カリオストロの予言のとおりにフランス革命が勃発したことは明らかである。旧体制の終焉を予告するという点では麻原彰晃の予言と似てはいるが、カリオストロは麻原のように革命を自作自演することはなく、ただみずからの存在が触媒となって革命を誘発させただけである。

フランスにおいてカリオストロの存在が誘発したのは革命だけではなかった。彼の組織したエジプト派フリーメーソンが、やがてフランスの全土に熱烈なエジプト志向を惹き起こすことになったのである。たとえば一七九一年にバスティーユ陥落後の廃墟跡につくられた「再生の泉」には、胸を露わにしたエジプトの女神イシス像が置かれ、さらにナポレオン・ボナパルトは一七九八年から翌九九年にかけてエジプト遠征をはたした。この遠征をきっかけとしてフランスのエジプト志向はさらに熱を帯び、ついにはその志向性は一八二二年にジャン・フランソワ・シャンポリオンが、ナポレオンのエジプト遠征軍によって一七九九年に発掘されていたロゼッタ・ストーンの碑文を手がかりに古代エジプトの聖刻文字ヒエログリフの解読に成功するといったかたちで結実し、これによって真の意味でのエジプト学がフランスに創始されることになった。こうしてカリオストロの存在が契機となってまた新たな価値がフランスにひとつもたらされたのである。

盗人の守護神であるのみならず高貴な旅人にして変幻自在のメルクリウスは、錬金術のなかでは水銀のことを表わし、ときとして命とりの毒ともなるが、すべての変容のプロセスの仲介者にして母胎でもあり、固定した物質を流動化させるトリックスターでもあった。その境界をつかさどる神メルクリウスのように触媒でもありトリックスターでもあるカリオストロは、また時代精神を映し出す鋭敏な鏡でもあった。「あなたは何者か？」と問われたカリオストロは「私は見られるとおりの者です」と答えたという。まさにカリオストロは鏡としての自画像を描いていたのである。また生来詐欺師というものはその場の空気を読むことに敏感であるが、とりわけ天賦の詐欺師はその場の雰囲気のみならず、時代精神そのものを嗅ぎつけることに偉才を発揮する。

カリオストロの活躍した時代は、啓蒙主義と百科全書派が理性の光によって地上から神を一掃してしまった時代である。理性が追放してしまった神秘性を人びとは渇望していた。その願望の受肉化がカリオストロにすぎないのである。つまり時代がカリオストロを求めていたのである。たとえジュゼッペ・バルサモが現われなくとも、別の人物がやはり「カリオストロ」として受肉化したであろう（同様に松本智津夫が麻原彰晃にならなくとも、いまの時代はいつでも新たな別の「麻原彰晃」を、第二・第三の「麻原彰晃」をひそかに求める素地をもっている）。*

＊　いまその願望がわれわれ心理臨床家に向けられていることに注意すべきである。臨床家はカリオストロのように、触媒でもありトリックスターでもあり、そして相手や世界や時代を映し出す鏡でもある。時代精神の力によってわれわれが新たな麻原彰晃に仕立てあげられてしまう危険性のあることを、臨床家として肝に銘じておくべきであろう。

シャルラタンと精神療法

前節で述べたカリオストロの比類のない〝シャルラタン性〟は、われわれが大切にしている「理性」や「正統性」などといったものがじつはたんなる幻想であることを、身をもって示そうとしたところにあったともいえる。

闇の排除で強まる影

シャルラタンは独特の遊行精神とトリックスター性によって定住的・安定的な社会に闖入し、日常性と理性と正統性を攪拌してその危うさを露呈させたのちに、またいずこともなく去ってゆく。中世の終焉とともに、非定住者に対して投げかけられるようになってきた蔑視や疎外・迫害といった社会的な負性をものともせず、民衆がひそかに抱いていた非日常の夢をつないでくれる存在として、シャルラタンはみずからに託されたいわば祝祭的なトリックスターとしての役割をみごとに演じきっていた。

しかし理性と合理性を重んじる啓蒙主義が闇や神秘を社会から駆逐するのと軌を一にして、十八世紀以降、メスマーにせよカリオストロにせよ、正統医学は必死になってシャルラタンを医学の世界から否認し排斥しだした。その結果、正統医学は充分に信頼できるものとなった（科学的なものとなり、安心できるものとなった）。ただし医学にとって、とりわけ精神医学にとってのシャルラタン性は、「全体性」の観点からは必要不可欠なものでもあり、けっきょく本当の意味では消え去ることはなく、ただ表舞台から見えなくなっただけで、現在にいたるまでしっかりとその命脈は保ち続けている。

精緻に制度化された、すなわちきちんとしたまっとうな現代の理性的合理的医学では救いきれない多くの患者の非理性的で非合理的な期待や幻想は、表舞台からは排除されたこれら異形のシャルラタンたちが引き受けるしか道はないのである。正統医学の中にも外にも、あやしげなシャルラタン的医療は依然として世間に満ち溢れている。医学的には治りようがない眼軸延長による軸性近視でも治すことをうたった視力回復センターは街のあちこちに氾濫している。現代医学がもてあましている重症アトピーでも治せると豪語する奇跡の水に奇跡の食品・奇跡の完全克服法なるものが、藁にもすがる思いの患者がやってくるのを手ぐすねひいて待っている。また巷には、現代医学が匙を投げた末期癌でも治した経験を誇る神秘の自然食品や摩訶不思議な民間療法が、掃いて捨てるほど溢れている。吃りやあがり性はもちろんのこと、どんな神経症でも精神病でも治すことを請けあう催眠術師もいまだに絶えることなく出没している。霊験あらたかな治療的功徳を語る新興宗教の癒しの秘儀もあいかわらず健在であるどころか、ますます盛んである。とりわけ法的規制を受けないインターネットの普及により、相手に生身の顔を見せることなく素顔を隠したままで好き勝手な宣伝ができるようになったため、現代ではシャルラタン的医療がなお一層はびこりやすくなっている。

もっとも、インターネットの世界では現実と非現実、日常と非日常の境界がすこぶる曖昧なため、真の祝祭空間はかえって生まれにくく、トリックスターによる癒しよりは「詐欺」による騙しだけが優勢となる。したがって正確を期していえば、シャルラタン的医療というよりはまさに詐欺商法そのものにすぎなくなっている場合がほとんどである。「境界」を超えるということが、クリックひとつでなんの造作もなくじつに容易（むしろ安易というべきか）にできてしまうネット時代にあっては、これまで述べてきたような伝統的なシャルラタンのように手をかけなくとも、自分を思いどおりに騙すことは自由自在である。[13]

いまやインターネットの力で誰でもなんの苦労もなく、もっともらしい肩書き詐称が好き放題にできるようになっている。しかし「境界」はそれを超えるのに苦労してこそ、真のイニシエーションも、真の祝祭空間・聖なる場も生まれてくるのである。労苦を伴わない境界超えは、魂の次元での変容をもたらさず、ただ混沌とした拡散を生み出すだけである。

影というものは、排除されればされるほど歪んだかたちをとるようになるものだが、医療の影であるシャルラタン性も、それを正統医学のなかから排斥しようとすればするほど、逆に、誇大的なたんなる詐欺治療という歪んだかたちで、インターネットなどの闇世界に跳梁跋扈することになる。*

＊ 現在、臨床心理士の国家資格が焦眉の急となっているが、国家資格化を焦るあまり、心理臨床の世界からあたかも中世の魔女狩りのようにシャルラタン性を悪なるものとして否定し排除して、「科学的で正統な」心理学だけを唯一絶対のものにしていこうとすると、結果として精神療法の生命力を損なうことになるのではなかろうか。シャルラタンにとりつかれることなくわれわれ臨床家は、いつもわれわれの影の兄弟であるシャルラタンのことを見つめ続け、その存在から目をそむけてはならないのである。自分はシャルラタンと無縁であるとうそぶいたり、うぬぼれたり、信じ込んだりしてはならないのである。

矛盾をはらみながら

啓蒙主義に端を発する理性と合理性追求のうねりは、二十世紀にいたってその頂点を迎えた。山口昌男によると、(14) 二十世紀の知性は専門的分化主義（↓断片的）、生真面目主義（↓一貫性）、厳密主義（↓瑣末偏重）をその存在様式の基礎においたため、社会諸科学の研究の平板化という結果がもたらされてしまったという。

このような知性の奇形化の現象から逃れるもっとも有力な方法のひとつが「首尾一貫性」を欠くことであり、その見本がトリックスターなのである。カリオストロはまさにこのトリックスターを体現したシャルラタン的知性の持ち主であったといえよう。トリックスターとしてのシャルラタン・カリオストロはわれわれに、ひとつの現実のみに執着することの不毛さを教えてくれる。ひとつの現実に拘泥することを強いるのが「首尾一貫性」のゆきつくところであるとすれば、それを拒否するカリオストロのようなトリックスター的シャルラタンは、さまざまな現実を同時に生き、それらのあいだを自在に往還し、またそのことによってよりダイナミックな宇宙論的次元を含めた世界の隠れた相貌というものを、たえずわれわれの前に顕在化させて示してくれるのだ。聖と俗、善と悪、すべての矛盾を大きくそのまま内にはらんだカリオストロのような人物にこそ、宇宙論的な次元で（また神話的な次元で）世界を活性化させる力が秘められているのである。

それでは本章の最後に、もうひとりのシャルラタンを紹介しておこう。

二十世紀最大のインポスター〔氏名・身分詐称者〕として知られるフェルディナンド・ウォルドー・デマラ（一九二一―一九八二年）は、経歴詐称といくつもの変名でたくさんの人を煙に巻いただけでなく、また多くの人びとを救いもした奇妙なペテン師である[15]。

デマラを有名にしたのはニセ医者としてであったが、医者のほかにも、恵まれない子どものための福祉施設の修道士、大学附属心理学センターの所長、障害児のための学校の教師、精神を病んだ凶悪犯罪者を収容する刑務所の看守兼カウンセラーなどといった、人を救い助けるための難儀な経歴詐称をくり返していた。しかしこうした地位についているあいだ、彼はその職責を立派に果たしていたという。素性がばれたり、その役柄に飽きてくるととんずらし、しばらくは両親のもとに帰っていたようである。

一九五二年に医師になりすましてカナダ海軍の軍医として働いていたとき、朝鮮戦争で重症を負った韓国兵のきわめて困難な弾丸摘出術に成功したために英雄と騒がれて、逆に身分がばれてしまい、強制送還されることになったのである。この経緯がライフ誌に大々的に報じられたことから、デマラの華々しい行状が全米的に知られるようになった。デマラは医学書だけを頼りに、心臓からわずか一センチあまりの位置にとどまっていた弾丸の摘出と、肺切除といったきわめて高度な外科手術をやり遂げてしまったのである。その後、ライフ誌に続いて本や映画にもとりあげられ、デマラの名は世界中に広く知られるようになった。晩年は本名のまま病院づきの牧師となり、心不全で亡くなるまで誠実に働いたという。

この高名なインポスター・デマラはつぎのような言葉で、〝嘘〟というものの本質をみごとに言い表わしている――「私は優秀な嘘つきだ。本当のことなど絶対に口にしない。だから、私の話には部分の統一、構造的統合性があり、そのおかげで真実そのものよりも真実らしく聞こえるのだ。」

すなわち、われわれの（とりわけ現代人の）自我というものは、非論理的なものや非合理的なものが苦手なので、現実を無視してでも整合性や統一性を求めるものなのである。逆にいえば、整合性や統一性を追及しすぎると現実の豊かな生命力は失われ、自我の作り出す〝虚言〟に近づいてしまうということである。生きた現実というのは、無意識に根ざした豊かな矛盾を内包したものであり、したがって《生きた神話》の特質も、まさにその矛盾のなかにこそあるといえよう。

次章では、この《生きた神話》が夢分析をとおして、無意識のなかから豊かにつむぎ出されてゆく過程を眺めてみることにしたい。

(1) シャルラタンに関する記述はつぎの著作に基づいている――蔵持不三也『シャルラタン 歴史と諧謔の仕掛人たち』〔新評論 二〇〇三年〕。
(2) 広瀬弘忠『心の潜在力 プラシーボ効果』〔朝日選書 二〇〇一年〕。
(3) なんにでも効くとは、なんにも効かないことの謂にほかならない。
(4) 本節は以下の著作を参考にしている――アンリ・エレンベルガー『無意識の発見(上) 力動精神医学発達史』木村敏・中井久夫監訳〔弘文堂 一九八〇年〕/ジャン・チュイリエ『眠りの魔術師 メスマー』高橋純・高橋百代訳〔工作社 一九九二年〕。
(5) 一七四六年にオランダのライデン大学でミュッセンブルークが発明した静電気を溜めるための蓄電器。
(6) この委員会には当時の第一級の科学者が任命されており、たとえば天文学者ジャン・シルヴァン・バイイ、化学者アントワーヌ・ローラン・ラヴォアジェ、ギロチンの発明者として名高い内科医で解剖学者でもあるジョゼフ・イニャス・ギヨタン、凧を使って雷が電気であることを証明した著名な物理学者でかつ当時のアメリカ合衆国駐仏大使でもあったベンジャミン・フランクリンなど錚々たる人物が顔をそろえていた。
(7) 本節は註1前掲書および以下の著作を参考にしている――ジェラール・ド・ネルヴァル『幻視者 上』入沢康夫訳〔現代思潮社 一九六八年〕/種村季弘『山師カリオストロの大冒険』〔中央公論社 一九七八年〕/イアン・マカルマン『最後の錬金術師 カリオストロ伯爵』藤田真利子訳〔草思社 二〇〇四年〕。
(8) 八世紀にイベリア半島を征服したイスラム教徒の子孫で、元来はアフリカ北西部に住んでいたベルベル人やアラブ人の末裔である。
(9) ヒポクラテスの名で代表される古代ギリシア医学は、ガレノスを経てアラビアのアヴィセンナによって集大成された。中世以降ながらくヨーロッパの伝統医学は、アヴィセンナの『医学典範 *Canon*』を絶対的権威として崇め、アラビア医学によって支配されていた。
(10) Trowbridge, W. R. H., *Cagliostro: The Splendour and Misery of a Master of Magic*. E. P. Dutton, New York, 1910.

(11) ローマ帝国に占領されたエジプトや小アジア諸国において、紀元一世紀末から三、四世紀ごろまで栄えたキリスト教にとっては異端、異教的宗教思想。偽りの神デミウルゴスが創造したこの不完全で腐敗・堕落・悪に満ちた闇の世界から救済されるためには、真の神プロパテール（現父）もしくはビュトス（深淵）への信仰によるのではなく、それへの正しい認識こそが必要とされる。すなわち、われわれが住む闇の世界の上位には真にして隠された、知られざる光の超世界プレローマがあり、さらにはデミウルゴスのはるか上位にもやはり同様の真にして隠された至高神が存在することを熟知し、さらにわれわれ人間もデミウルゴスに支配された肉体という闇のなかに閉ざされてはいるものの、霊魂として元来その至高神と同一の本質を有する光明の本来的自己をもっていることを正しく認識して、その覚醒浄化に努めることによって救われると説く。この認識・秘密の知識のことをギリシア語でグノーシスという。その神話的世界は真と偽、善と悪、光と闇の宇宙的規模の二元論を特徴とするが、この世すなわちわれわれが住む宇宙を否定するかたちでの二元論なので、「反宇宙的二元論」と称される。また宗教的には、自己の本質の認識によって人間の内にある神性を解放することを目指すものである。

(12) 三世紀中葉ペルシア人のマニによって開かれた宗教。聖アウグスティヌスがキリスト教に改宗する以前の若いころ、一時その信者であったことで知られている。ペルシアのゾロアスター教を基本として、キリスト教と仏教の要素も加味したもので、光明の善と、暗黒の悪という相克的二元論を教理の根本とし、世界の創造は善と悪、光と闇の闘争によるものと理解された。人間の肉体は闇の領域に属するが、光の破片ももっており、これを救い出すためには光の領域に関する知識と禁欲的な生活が求められ、信者には菜食主義・不淫戒・断食・浄身祈祷が義務づけられていた。四、五世紀ごろに最盛期を迎え、スペイン・北アフリカから中国にまで広がる世界宗教となったものの、その後キリスト教とイスラム教が隆盛となるにつれ衰退し、十五世紀までには世界からすっかりその姿を消してしまった。

(13) ちなみにオウム真理教もネット時代の申し子と言われるくらいに、インターネットの特性を熟知し、教団の宣伝や信者の獲得、教団ぐるみの詐欺商法などのためにそれを十全に活用したことで知られている。

(14) 山口昌男「解説 今日のトリックスター論」ラディン／ケレーニイ／ユング『トリックスター』皆河宗一・高橋英夫・河合隼雄訳〔晶文全書 一九七四年〕。

(15) サラ・バートン『あの人が誰だか知っていますか？』野中邦子訳〔角川書店 二〇〇一年〕／チャールズ・V・フォード『うそつきうそと自己欺まんの心理学』森英明訳〔草思社 二〇〇二年〕。

第Ⅲ部　個人神話の創造性とエロス

どんなことが真理とか寓話《ぐうわ》とか言って、
数千巻の本に現われて来ようと、
愛がくさびの役をしなかったら、
それは皆バベルの塔に過ぎない。

ヨハン・ヴォルフガング・フォン・ゲーテ『温順なクセーニエン』〔高橋健二訳〕

第七章　生きた個人神話と夢分析

さきの第Ⅱ部では「治療者の影」について考え、そのまとめとして前章の最後に、現代人の自我が整合性・統一性を求めるあまり〝虚言〟を引き寄せてしまう傾向を指摘した。そこで、この第Ⅲ部では、われわれが現実の豊かな生命力を回復するために必要な《生きた神話》への水脈を探ってゆきたい。そして、生きた神話がつむぎ出される源である無意識へのアクセスとして、本章では〈夢分析〉を、次章では〈妄想〉をとりあげることにする。

神話を生み出す無意識

序章でもふれたように、無意識のなかには神話を生み出す力がある。十九世紀後半にイギリスのフレデリック・W・H・マイヤーズ(1)がそれを無意識の〈神話産生機能 *mythopoetic function*〉と名づけたが、精神医学および深層心理学の世界ではほとんど注目されることなく忘却の闇に埋もれてしまっていた。それを再発掘して、無意識の神話産生機能が精神医学および精神療法の分野ではたしている重要性をふたたびわれわれに喚起してくれたのが、スイス系カナダ人の精神医学者アンリ・フレデリック・エランベルジェである(2)。

この〈神話産生機能〉は無意識のなかで中心的な地位を占めており、それによって無意識はたえず休むことなく物語や神話をつむぎ出している。こうして生み出された物語や神話は無意識のままにとどまることもあれば、夢や啓示や芸術作品として顕現することもある。また無意識の神話産生機能は白昼夢や虚言症や妄想の母胎でもあり、ときにはそれによってつむぎ出された物語や神話が行動化されると、夢遊病や夢幻症、憑依や霊媒のトランス状態などとなる。さらにこの神話産生機能が身体器官を言語として自己を表現すれば転換ヒステリーとなる。またそれが集団の場に布置されれば、中世の魔女狩りといったような集団ヒステリー現象を生み出すこともある。このように無意識の神話産生機能は、人間の創造性の源泉であり文化を生み出す基盤であると同時に、精神病理現象の生みの親でもある。

無意識の〈神話産生機能〉は夢のなかでとりわけよく発揮されるので、ユング派では〈夢分析〉というかたちで、個人の生を豊かに支えてくれる「その人固有の意味深い物語(個人神話)」の創造を目指してゆくことが多い(3)。それでは、無意識の神話産生機能が織りなす「個人神話」創造の営みとしての夢分析の実例をこれから呈示することにしたい。

O氏の〈存在〉の舞踊

Ｏ氏は、私が留学中のスイスで出会った二十代なかば過ぎの西洋人男性である。母国の舞台芸術の専門大学で現代舞踊を専攻していたが、ゆきづまりを感じて大学を休学し、数年まえに自分自身の踊りを求めて世界放浪の旅に出た。そして世界各地の踊りや文化に触れながら、新しい自分なりの表現方法を模索していたのである。日本にもかつて一年ほど、舞踏[4]の勉強と禅の修業のために滞在したことがある。現在はヨーロッパを拠点として活躍中の日本人舞踏家のＧに師事しているが、スイスにはチベット仏教を学ぶために滞在しているとのことであった[5]。

この遍歴のアーティストが私のもとを訪れたのは、私が日本人のユング派分析家[6]であることに興味を抱いたからのようであるが、夢をとおして表現者としての自分自身を深く見つめ直したいという表向きの来談理由のほかに、両性愛者としての自分を悩む気持ちもあったようである。七歳のころに成人男性から性的虐待を受けてから同性愛傾向が芽生えてしまったとのことであった。その後、異性関係も持つようになったものの、どうも同性愛傾向のほうがより強く存在していそうである。

さっそく夢分析を始めることになったが、その初回夢はつぎのようなものであった。

夢1　父と母とに支払わねばならない白紙の小切手が二枚ある。

どうやらＯ氏は両親との問題（あるいは元型としての父なるもの・母なるもの）にかなりのお金（すなわちエネルギー）をちゃんと払わなければならないようである。実家は小さな土産物屋を経営しており、一家総出で毎日忙しく立ち働いているため料理をつくる暇がなく、しばしば父の兄が経営する隣のレストランを家の食堂がわりに使っていたという。Ｏ氏の家族と隣の伯父一家は家族同然のつきあいをしており、Ｏ氏も隣のレストランを自分の家のように思って出入りしていたが、そこのウェイターに、七歳のときから性的虐待を受けるようになったとのことである。しかしそのことは誰にも言えない秘密のままにこれまで隠してきたという。

父親はキレやすく、興奮して怒り出すと狂ったように大暴れするので、小さいころはとても怖かったという。父親は男性的エネルギーの象徴そのものであり、そのため男性的エネルギーはO氏にとって恐怖の対象であり、また攻撃性・暴力・憎悪といった否定的で悪いイメージを担っている。その父に対していつも従順であった母親は優しく控えめな女性であり、父親には反発していたO氏も母親のことは好きだったという。

夢2　現在休学中の母国の芸術大学。帰国して、なにかの試験を受けている。職探しをしているという役を舞台の上で演じなければならず、そのために服を着替えている。教師がやってきて試験が始まる。ひとりの学生はあまりにもくだらないことを喋りすぎて、教師に『あなたには謙虚さがないのでこの試験には通らない』と告げられている。まさにそのとき、わたしは足に痛みを感じ、それは男性用の靴を履いているからだとわかる。そこで赤い女性用の靴に履きかえようとする。そのとき顔見知りのEがやってきて、わたしの持っているキャンディーを少しくれという。そして代わりに、この種のアイスは嫌いだからと、レモンアイスクリームをわたしによこす。「自分の嫌いなものを人にあげるなんて……」と、わたしはたいへん驚く。

靴の色「赤」から連想するのは「大地・根っこ・女性の色」とのことである。また「謙虚さ」に対しては、「たとえ同性愛関係でも、自分は男と感じている。わたしにとって謙虚さとは、女性性や女性のエネルギーを受けいれること。女性のエネルギーは柔らかく謙虚で、死・闇・無への知恵などといった肯定的なイメージがあるが、しかしそれが自分のなかに入ってくることには恐れがある」と連想を述べている。Eについては「肥っていて体臭が強く不快なうえに、自己中心的でずうずうしく、人に対してもたいへん操作的なので、そういうやつは大嫌い」と語っており、まさにEはO氏の〈影〉のようである。

靴を履きかえようとしたらそれが柔らかな女性用の赤い靴だったのでびっくりしているところにEが来たため、まだ靴は履きかえていないとのことである。ということは、新たな役割のために服（すなわちペルソナ）を替え、女性性（つまりアニマ）との接触を図ろうとするが、しかしその前に〈影〉との問題に取り組むことのほうが先決のようである。実際、Eの操作性が嫌いだと言いつつ、じつはO氏自身も、とりわけ女性相手には操作的・支配的な一面をもっており、こと相手が女性となると相手を自分の思いどおりに支配・操作しようとしてしまうので、そのためどの女性関係も長続きできなかったことが明らかになった。

赤い女性用の靴で舞台に立つというイメージからは、自分の「内なる女性性」をどう生きるかが今後の大きな課題となりそうだが、いま摸索中の彼自身の踊りが、そのための大切な場となるように思われた。

まず最初に取り組むべき〈影〉の問題については、以下のふたつの夢が示唆的である。

夢5　母校のある街のホテルでウェイターとして働いている。伝統的な黒のスーツを着ている。わたしたちは、わたしの故郷の名産の特別の塩味ケーキを供している。ひとりのウェイターがわたしに『この種の塩味ケーキはココアやシャンパンと一緒に出すべきではない』と言う。わたしは激しく怒り、彼に向かってこう言う、『よく聞け、E（いつのまにかEの顔になっている）！　俺はこのケーキの産地の出なんだぞ、おまえになにがわかるものか！　俺たちにはどうやらここで、なにをどうするべきかのルールを決めるボスが必要のようだな』と。

実際にはEの言うとおり、このケーキにはココアやシャンパンは合わないとのことである。それなのに地元の自分が言うのだからと、みずからの正当性を強弁してしまっている。そのうえルールを決めるべきボスという「ロゴス的男性原理」に頼ろうとしている。そのときのO氏が伝統的な黒のスーツを着ているということから、O氏が〈集合的意識〉にとらわれているときはロゴス的・男性的かつエロスの欠如態である「パワー原理」に支配されてしまうことがうかがわれる。O氏はみずからの〈影〉を男性原理で支配・操作しようとしているのである。

夢6　実家のトイレが便で一杯になって汚れている。便器に薬品をかけると、たいへん危険な有毒ガスが発生して息ができなくなる。あわてて水を流すと、便器は少しずつ白くきれいになってゆく。

実家のトイレ掃除のイメージは、O氏がみずからの出自にともなう〈影〉の問題をクリアすべきであることをほのめかしているようであるが、その過程で危険な有毒ガスが発生する可能性があるので注意が必要だ、ということであろう。なおO氏によると、この夢の最後に見えたイメージは「便が水とともに土中の穴に吸い込まれてゆく」ものだったという。〈影〉の問題はO氏にとって「大地性（すなわち女性性）」にもつながる問題のようである。

実際、みずからの〈影〉の問題と直面化し、それをしっかりと意識化するにつれ、しだいに「アニマ」の問題が前面に立つようになってきた。

夢10　友だちと楽しくお喋りしているところに、父親が怒鳴りながらやって来て邪魔される。とても悲しくなって、椅子をひとつ取り上げ、それで父親の顔を叩きのめす。血が数滴飛んでわたしの顔につくや、それは赤いイモムシに変わる。わたしは恐ろしさのあまり逃げ出す。

この赤いイモムシからO氏は大地性や身体性といった「母性原理」的なものを連想しているが、イモムシは羽化して蝶に、すなわち変容してプシケー（こころ・精神）になるものでもある。つまり、O氏の父親で表わされるような偽りの男性性（母性から自立していない、母性に支えられたあるいはからめとられた、見かけだけの男性的強さ）を打ち倒すと、それが変じて、天上性や精神性につながる真の「父性原理」が生まれてくる可能性が示唆されているのであろう。夢2で示されているように赤い女性用の靴を履いたり、この夢のなかでのように赤いイモムシが顔にまとわりついたりすることが、O氏には必要なようである。すなわち女性原理との深い接触が必要なようであるが、その際にはかなりの恐怖を味わわなければならないようでもある。

夢13　Nが真っ赤なドレスを着て現われて、わたしにこう言う、『あなたが日々自分のプロセスのなかで深まりつつあることを、たいへんうれしく思うわ』と。わたしは彼女に認められたと感じ、歌い出す。信じられないようなすばらしいメロディーが、わたしの口から、わたしの腹からあふれ出てくる。わたしはみずからの歌にすっかり驚き、この歌の美しさに涙を流す。

またもや赤のテーマが登場しているが、赤いドレスのNは行きつけのパブの女性オーナーで、レズビアンのため安心して精神的な深いつきあいができるとのことである。赤いドレスを着たアニマがO氏に、「美」

というみずからの人生や踊りを導いてくれる原理を指し示してくれたようである。

夢14　武野《ドクター・タケノ》先生がいつもの椅子に座っている。わたしは新しく買ったベッドを据えつけている。先生が『たっぷり寝なくてはいけませんよ』と言う。わたしはそれを聞き、先生からの承認・受容・愛を感じ、腹の底から泣きたくなった。わたしは『でもわたしは霊的戦士 *spiritual warrior* の道を歩んでいるので、たとえ寝ていても休むわけにはゆきません』と答えた。すると先生は『霊的戦士といえども休みと平安は必要です。あなたはもっとリラックスして肩の力をぬいていいのですよ』と言う。わたしは深く涙を流す。

夢13と同じ日に報告されたこの夢では、早くも治療者が出現し「転移夢」となっている。夢13といい少々ナルシシスティックではあるが、そうでなければアーティストにはなれないのかもしれない。このくらいのナルシシズムがないとアートは創れないともいえよう。

夢27　町外れの川沿いのゴミ捨て場にたくさんの衣装が捨ててある。みんなスカートで、今度の公演に使えるのではないかと思い、そのうちのひとつを選ぶ。公演で踊り終え、服を着替えながら、わたしの女性アシスタントに、この新しいスカートの効果はどうだったか尋ねる。彼女は『たとえ赤いスカートと黒いタキシードの上着のコンビネーションは興味深いとしても、この踊りにふさわしいとは思わないし、わたしは好きじゃないわ』と答える。

O氏のとるべき道は、外的な女性性の追求ではなくて内的女性性の開発のはずである。もし内なる女性性が赤いスカートをはくことを要請するなら、誰かの使い古しをゴミ箱から拾ってくるのではなくて、自分自身のオリジナルな赤いスカートをみずからの手で創るべきであろう。

夢32　SとGとわたしの三人は白いTシャツを着て、Sが中心になって階段を下に降りてゆく。警察官のような人が、もうこれ以上降りてはならないと言う。わたしたち三人がものすごい大声で、かつ気が狂ったような剣幕で文句を言うと、警察官は『「正常な」人間は行くことができないのだが……』と言いつつ、わたしたち三人がさらに下に降りてゆくことを許可してくれる。わたしたちはさらに降りていって、すべてが真っ白な精神病院のようなところを通り過ぎてから、今度は螺旋階段を上へと登りはじめる。そしてわたしたちは外に出る。そこは川の近くで、何頭かの白い馬がわたしたちが来るのを待っている。誰かがわたしの馬として、緑のエメラルドと黄金でできた中世風の飾りを身につけた大きな白馬を一頭くれる。

Sとは、O氏がかつて日本滞在中に師事した舞踏の先生で、O氏の現在の先生であるヨーロッパで活躍中の舞踏家Gの師匠でもある。「気が狂う」ということについてO氏は「自我のコントロールを失うこと。父の常軌を逸した怒りの爆発のイメージを連想する」と述べている。「精神病院」については、「世の中から、社会から見捨てられた人間の住まうところ」というイメージを連想し、狂気への強い恐怖があることを語っている。また「大きな白馬」に関しては、「自分を神経症的なとらわれから解放してくれるもののシンボルであり、かつ創造性と芸術の大きな力強い跳躍や飛躍のシンボルでもある」と連想している。

すなわち、SおよびGをとおして、O氏が恐れを抱いている狂気の世界（意識のコントロールを超えた闇の世界）に導かれるが、いざ到達してみると、暗黒の世界と思っていた狂気の世界はじつは反転して純白の世界でもあることがわかり、さらにそこを抜けきると、O氏を精神的に解放してくれるペガサスのイメージを彷彿とさせるような、飛ぶがごとく自在に世界を駆けめぐる彼自身のための馬と出会えるのである。

この夢の後しばらくしてO氏は郷里で舞踏の公演をすることになったが、そこで初めて両親を自分の公演に呼んでみることにした。また、それまで「演劇や踊りなどは十代の若者がやることで、まっとうな大人の生き方をすべきだ」と彼のアーティストとしての道を軽蔑し拒否していた両親も、その招待に素直に応じて観に来てくれた。のみならずその公演に感動した両親からO氏は、アーティストとしての自分を尊敬までしてもらえるという体験をしたのである。O氏は初めて両親と魂がどこかで触れあった感じがしたとのことである。どうやら、最初の夢で示されていた両親への支払いをようやくここで済ませることができたようである。

夢59　わたしは妊娠している。茶色いドレスを着て、頭はスキンヘッドである。実家で両親とともに生活している。おなかのなかでなにかが動くのを感じたかと思うと、突然両脚のあいだからなにかが落ちる。見ると、それは赤ん坊のペニスだった。それから、おなかのなかで破水の瞬間を感じる。出産はもうすぐだというのに、わたしは独りぼっちである。助けてくれる人は誰もいない。わたしの母が必要だと感じる。両脚のあいだに白いタオルを敷くと、陣痛が始まる。たぶんわたしひとりでは出産はできないと思う。

夢27のように単にスカートをはくだけではなく（この夢では、大地の色である茶色いドレスを身にまとうだけではなく）、まさにO氏自身が子を産む母としての女性そのものになっていることが注目される。そして女性としてなにかを産み出すためには、両親の庇護のもと、母親の助けを借りることが必要なようである。この夢に先立つ、郷里での舞踏公演を通じての両親との和解を受けての夢内容と思われる。

夢60　泥のなかから、泥だらけの古い石像のようなものが少しずつ形をなしてくる。わたしは妹と一緒に歩いている。妹が『あれはなに？』とわたしに尋ねる。『これはいろんな神々の「生まれ変わり《リインカーネーション》」なんだよ』とわたしは説明し、さらに、これらの像とわたしとのあいだには似ているところがある（たとえば目・鼻・唇など）ことを妹にわからせる。そしてついに妹とわたしは、実際のわたしの身体そのものを表わす泥でできた像に出くわす。

自分は神々に似ている（もしくは同一である）という自我肥大《エゴ・インフレーション》、ナルシシスティックな思い上がりの危険性をはらんでいるともいえるが、自分も神々も等しく泥でできていることを受けいれることによって、夢2や夢6で示されている「大地性」が受容された（謙虚さや女性性が受容された）と考えてよいのではなかろうか。自分の肉体が泥からできていることを受けいれることは、O氏にとってはそう容易いことではなかったのである。さらに、神々も泥から生まれ泥からできていることを認識することは、泥でできた自分の肉体を生きることによって「神」から離れるどころか逆に「神」と通じることさえできる、と気づいたことを意味しているといえよう。

夢62　わたしは両親とひとりの友だちとレストランにいる。料理が来るのを待っているあいだの会話で、友だちが同性愛のことについてなにか話す。するとわたしの母が言う、『そのことでは息子はいつも趣味がよかったわ。息子が連れて来るボーイフレンドは決まってとてもハンサムだったわ』と。わたしの秘密がばれていたのかと顔が赤くなる。皆はほほ笑みながら黙ってわたしのことを見つめている。わたしは思いきって本当のことを話そうと思う。すなわち、すべては七歳のときのあのウェイターとの一件から始まったということを話そうと思ったとき、料理が来てしまう。わたしの料理は白い卵形の皿にのって出てくる。その皿に黒く汚れたところがあるのに気づき、わたしはウェイターに注意する。しかし彼は『いいえ、この皿は完全にきれいですよ！』と応える。わたしたちは口論となり、わたしは彼に責任者を呼べと求める。責任者がやって来たが、それはなんと武野先生《ドクター・タケノ》だった。先生はわたしの隣に座り『どうしたのですか？』と尋ねる。わたしが状況を説明し終わると、先生は今度はウェイターの言い分を聞く。ウェイターはわたしに向かって『いいかい、あなたは本当のことだけを話さなくてはいけないよ』と言う。

一点の曇りもない完璧さを求めるO氏は、みずからの同性愛を欠陥・罪・穢れと受けとめて悩んでいたが、しかしこの夢のなかでは、母親は息子の同性愛をO氏のように否定的には眺めていないようである。またO氏の同性愛の発端となった「七歳のときのあのウェイター」とこの夢に登場するウェイターとはどこかで重なっており、同一視されているようにも思われるが、このウェイターが「完全」であると主張する卵形の皿をO氏は、完璧さの観点から汚れていると決めつけ糾弾している。第四章で論じたように、「完璧 *perfection*」とは違い、〈完全（もしくは全体性） *wholeness*〉とは、光も影も、白も黒も、清浄も汚濁もすべてを含んだ丸ごとの状態を意味している。したがって〈全体性〉を象徴していると思われる卵形の白い皿は、黒い汚れを含んでこそ完全となるのである。また、この白い皿と黒い汚れの組み合わせは、夢32で示されている暗黒から純白への反転にも通じるものであり、白と黒とはじつは同じコインの裏表にすぎないことをほのめかしているようである。いままで完璧を求めていたO氏は、どうやら〈全体性〉を追求すべく魂によって要請されているようである。そのことはつぎの夢によってさらに明瞭に示されている。

夢63　Gの主宰するワークショップに出ている。たくさんの衣装やドレスがあり、好きなのを着て踊ってよいことになっている。わたしの踊る番がくる。衣装をあれこれ選ぶのに頭を煩わしたくないので、とっさに手に触れたものをとり、それを身にまとい踊り出す。踊りながら自分が身につけているのは、わたしの全身をすっぽりと包み込む、とても素敵な白い衣装であることに気づく。その白い衣装にはたくさんの真珠がちりばめられており、わたしの踊りに応じて衣装の真珠が床に触れるとき出る音が、まるで音楽のようである。そしてわたしは「こんな風に踊りたいんだ」と感じる。わたしはうずくまって静止する。わたしは他の踊り手がするような特別な動きというものはしたくないので、じっとしている。そして自分のこの姿勢は卵のようだと感じる。突然、ドラムの音が響きわたる。わたしが動き出したことによって衣装の真珠が床を叩きつける音である。わたしは自分が創り出す音楽を感じながら踊り続ける。

O氏はこの夢のなかの踊りを「卵の踊り《エッグ・ダンス》」と名づけているが、まさにそこにすべてが含まれている〈全体性〉の象徴といえる彼みずからの踊りを創出したようである。この白い衣装の卵の踊りは夢62の白い卵形の皿と同質のイメージであろうが、そのことに関連してO氏はおもしろい連想を述べている。「いま気づいたが、白はすべての色を集めたもの」と連想しており、すべての色の光の集積が白色光を生み出すならば、またすべての色の絵の具を混ぜ合わせれば黒が生まれることになる。すなわち、白も黒も〈全体性〉を象徴するものであり、白はその「精神性」を、黒はその「物質性」をより表わしているといえるように思われる。(7)

実際、この夢から二週間後の公演でO氏は、静のなかに動を表現する自分独自の踊りのスタイルを創り出す試みに挑戦し、確かな手応えをそこでつかんだようである。

夢71　砂漠の風景のなかで、知らない女性がわたしになにか新しいものについて教えてくれている。それは広びろとした大きな聖堂でもありながら、同時に古くて狭い農家の小屋でもあるという新奇なものである。それはまた、「下」と「上」と「超越」という三つの部分から成り立っている。彼女はわたしに一枚の紙を見せてくれる。わたしが読めたのは「わたしの踊りは Neuer Tanz〔新しい踊り——なぜかここだけドイツ語〕である」という一文である。それを読んだとき、耳をつんざくばかりの大砲の音が響きわたる。

「広いと狭い」「大と小」「聖と俗」さらには「上と下と超越」の統合した「新しい踊り」すなわち全体性の踊り〔完璧な踊りではなく〕のイメージをアニマが示してくれているようである。それをO氏が受けとめたとき、あたかもそれを祝うかのようにまるで祝砲のような轟音がとどろいたというのも興味深い。なお、英・仏・伊・西の四カ国語を自在にあやつる汎ヨーロッパ人のO氏だが、なぜかドイツ語だけは苦手であるという。どうやらO氏にとってドイツ語は〈影〉の領域に関わる言葉のようである。

夢73　ピナ・バウシュがわたしの隣に座っている。わたしたちは、芸術や人生や踊りについてたいへん親しげに話をしている。いつのまにか彼女はわたしの股のあいだに座っている。彼女の緑の目に惹きつけられるのを感じている。わたしたちはドイツ語を話している。わたしはとても幸せである。

ピナ・バウシュとは、傑出したダンサーであるとともに革新的な振付家としても知られている、ドイツ生まれの世界的に有名な現代舞踊のカリスマ的アーティストである。もちろんO氏自身、彼女のことをとても高く評価しており、またO氏にとって彼女はあこがれの存在でもあった。そんな女性ピナ・バウシュと親しい（むしろエロス的とさえいえるような）関わりを（しかも苦手なドイツ語で）していることが注目される。O氏はドイツ人のことを「動物のような不快な体臭がする人びと」と連想していることから、ドイツ人は夢2の「体臭が強く不快なE」と同じく〈影〉に属する一面を担っているようだが、ようやくその〈影〉の動物的側面を統合できたようである。

夢75　わたしが博物館を探しながら通りを歩いていると、H（わたしが七歳のとき初めて性交渉をもったウェイター）に出くわす。彼は年老いてくたびれはてた様子で、わたしには気づかず、キリスト教の学校のなかに入ってゆく。わたしはそれを横目で見ながら歩き続けてゆくと、樹齢数千年というような古い木から作られた田舎風の素朴な古色蒼然たるひとつの長椅子を見つける。ゴミとして捨てられているように見えるので、それを拾って歩き続け、ようやく川岸で博物館を見つけ、中に入る。すると門番がやって来て『その長椅子をどうするんだ』と言う。『ゴミ捨て場に落ちていたが、あまりに美しいので拾ってきた』と話すと、門番は『それはHの学校のものだからそこに返さねばならない』と言う。

Hが夢に出てきたのは初めてだという。Hについて O氏はつぎのように語っている――「七歳のとき、初めは人目につかないところに連れてゆかれて『映画のシーンを真似してキスしよう』と言われ、それが回を追うごとにエスカレートして、最後は裸で抱擁しあい、性行為までするようになった。だんだん危険なものを感じ、やめてほしかったが、怖くて言えなかった……。いまは、ひどいことをしたHに対して激しい怒りがある。ぶんなぐって打ちのめしてやりたい。でも同時に、同性愛の世界に目を開かれたことが、いまのアーティストとしての自分の基盤にもなっていることは感じている……。そういう意味で、Hに対してはたいへんアンビヴァレント……。」

それに対して私は、「Hそのものはもう過去の人、老いた無力なただの老人である。いつまでもあなたのこころのなかで力をもたせてはいけない。過去のものは過去のものとして過去に返すべき時がきたのだと思う。Hによって矛盾・緊張・苦難の世界に目が開け、世界の多面性に目が開かれるようになったことは、自分の運命として受けとめ、いまその運命をきちんと生き切るように」と励まし、過去を引きずらないことを求めた。O氏が探している博物館とは、過去のもの・歴史的なものを整理して収めて陳列する場所であり、またHがキリスト教の学校に所属しているということは、Hが神（すなわち運命）によって遣わされたもののように思われたからである。さらに長椅子はふたりが性行為をおこなった場所を暗示しており、それをキリスト教の学校に返すというのも示唆的である。

夢82　わたしはアパートのベランダにいる。泥の雨が降ってくる。すべてが泥で覆われる。突然、地震が起きる。少しずつ大きな地震になってくる。いろいろなものが上から落ちてくる。人びとは逃げまどう。わたしはひとりで、直観の命ずるままに外に出る。アパートの外はジャングルのようである。すべてが揺れている。巨大な木々のあいだを通り抜けながらジャングルのなかを突き進む。もう安全と思った瞬間、足元の大地が割れ、地球の中が見える。わたしは純粋な状態での大自然の美しさに魅了され、あたかもエクスタシーのさなかにいるようである。わたしの立っている場所は、他とは切り離され、小さな島になる。はじめてわたしは死ぬことを心配する。そして、いままで自分は死を恐れたことがなかったことに気がつく。それから自分がこの生を授けられていることの意味と、それがまだ終わってはいないことを感じる。そして、泥・地震・生への恐怖・死への恐怖で構成された自分の踊りとそれにふさわしい化粧や衣装のことを考え出す。気がつくと、わたしの小さな島は船のように動き出している。

自分自身の踊りを見出してゆくうえでとても啓示的な夢である。そして、まだ小さいながらも新しい自分独自の世界をたずさえて、O氏は自分自身の踊りを求めて船出したようである。世界が泥で覆われたあとに出現するジャングルはまるで人跡未踏の原始林のようであった、とO氏は述べており、さらに大地が割れてその内部をのぞかせたとき、そこに真の「美」が顕現したという。このイメージはつぎのふたつの夢でさらに深く豊かに拡充され、O氏の〈自我〉にとってもより明瞭に把握できるものとなってきた。

夢99　自分の小学校の裏通りにいる。わたしはスキンヘッドで、たいへんシンプルな茶色の衣装を身にまとっている。わたしは妊娠している。道のまんなかで陣痛が始まり、立ち止まる。いくつかの陣痛を経たのち、なにかがわたしの体内から生まれ出る。それは卵だった。たいへん大きな、しかも白くなく黒っぽい色をした卵だった。形は卵だが、じつは普通の卵ではなかった。それは黒ずんだ木の卵だった。突然、殻が三つに割れはじめ、中に赤ん坊がいるように見えたので、わたしは注意深く卵の内部に目をこらした。赤ん坊に見えたものが脈打っているのが見え、それは赤ん坊ではないことに気がつく。それがなにかはわからないが、わたしにとってなによりも重要なことは、それが確かに生きているという事実である。やがてどこからともなく声が聞こえ、「それは原始の脳である」と教えてくれる。

夢59と同じく茶色い服にスキンヘッドというでたちで妊娠・出産しているが、今回産み落としたのは赤ん坊のペニスではなく、黒い木の卵であった。そしてそこからさらに原始の脳が生まれている。この原始の脳についてO氏は、「思考に結びつくものというより、それはむしろ身体や本能とより深く結びついており、嗅覚とか五感に深く関わっているものである」と連想している。すなわちこの脳は、知性の脳である大脳新皮質（つまり人間としての脳）ではなく、情緒脳といわれる大脳旧皮質（つまり動物としての脳）を意味しているようである。これは夢73で示されている動物的側面の新生のイメージを表わしているように思われる。

さらに夢62の卵形の白い皿および夢63の白い衣装の卵の踊りでは白で表わされる〈全体性〉の「精神的側面」がより強調されていたが、この夢では卵は黒く、しかもその中からは、こころの物質性の象徴である脳が生まれてくるのである。すなわち、この夢では〈全体性〉の「物質的側面」の顕現にも正しく敬意が払われるようになってきたことがうかがえる。

またこの原始の脳は夢82の原始林に通じるものであり、さらにはその大地が割れて（このイメージ自体も出産や孵化を想起させるが）見えた地球の内部、すなわち大自然の美しい純粋態と等価のイメージであろう。またO氏は木については、「気」にも通じる日本的な生命エネルギーの象徴であると述べている。さらに、三分割した卵は、夢71で示された「三つの部分から成り立っている、なにか新しいもの」の出現を予兆させるイメージといえよう。

夢100　わたしは新しいアパートに引越し、引越し祝いのパーティをしている。Gがわたしのところにやって来て、なにか出し物をやれと言う。わたしは白塗りのメーキャップを始める。しかし途中で「わたしは日本人じゃないんだし、白塗りの舞踏ファッションと一緒にはなりたくない」と思う。そして鏡を見てみると、わたしはピエロの衣装を身にまとっており、一輪の白いバラの匂いを嗅ぐ白いメーキャップのピエロのわたしがそこにいた。わたしはその繊細な優しさに深くこころを動かされ、思わず涙を流す。わたしのひとしずくの涙はピエロの涙となり、ダイヤモンドか星のようにキラキラと輝きはじめる。

この「ピエロの涙」のイメージに関してO氏は「ここに人生の悲しみと喜び、人生のすべてがシンプルかつひとつのスタイルとして、深くこめられている」と語っており、それをもとに人生そのものを踊るのが自分の新しい踊り《ノイアー・タンツ》なのではないか、とO氏は考えるようになったのである。

その後、この夢100から示唆を得て生み出された独自の新しい踊りをたずさえてヨーロッパ巡業の旅に出たO氏は、ウィーンそしてとりわけパリの公演でとても高い評価をおさめることができた。O氏は「パリ公演での踊りはとても成功した。たくさんの人が感動してくれた。わたしも新しい自分を感じた。自分がいま新しく変わりつつあるのを感じている。踊っていて、わたしが人間とともに生きていることを愛し、人間そのものを愛し、いまわたしがここにいることを深く愛せた。だんだん自分が存在の踊り *dance of being* を踊れるようになってきている気がする」と語り、パリ公演が終わった晩、床に入り眠ろうとしたとき、突然、涙があふれ「ありがとう命、ありがとう神さま、ありがとう宇宙！」と泣きながら、こころからすべてのものに感謝せずにはいられなかったとのことである。

このようにしてO氏はヨーロッパ文化の中心都市での成功によって現代舞踊家としての自分に自信を深め、また自分の進むべき道を明確に自覚できるようになった。そしてスイス留学を終えた私が日本に帰国することになったのを機に、O氏も分析を閉じることを決意したのである。その最後の面接で、つぎのような意味深い夢が報告された。

夢102　わたしの家にひとりの女性がやって来る。彼女は妊娠しており、すでに陣痛が始まっている。彼女は妊娠七、八カ月のようであり、生まれるには少し早すぎるのではないかと心配である。彼女を私のベッドで休ませ、とりあえずお湯ときれいなタオルを用意する。突然、彼女の肛門が目の前に見え、それが開いてふくらんでゆく。『お産が始まった！　赤ちゃんが生まれる！』とわたしは思わず声をあげ、彼女のもとにゆく。赤ん坊の頭が少し出てくる。わたしは手を添え、頭が出てくるのを助ける。その手にたくさんのさまざまな感覚を感じる――陣痛のリズム、母胎から出ようとする赤ん坊の頭の動きと皮膚の湿り気と柔らかさとそして肌のぬくもり、などなど。赤ん坊は少しずつ出て来て、母親はそれが女の子か男の子かを気にしている。ついに性器が出てくる。小さなペニスが見え、母親に男の子であることを告げると母親は喜ぶ。母親は無事男の赤ん坊を産み落とす。驚いたことに、その赤ん坊の歯はすっかり生えそろっていて、もう成長した子どもの歯をしていた。わたしが赤ん坊を腕に抱いたとき真っ先に感じたことは、赤ん坊にとっても母親にとっても、両者がお互いを感じあうことがとても大切であるということであった。だからわたしは赤ん坊を母親のおなかの上にそっとのせた。そして母親と一緒にへその緒を切った。

妊娠七、八カ月という期間はちょうど私との分析期間に相当しており、それは一年にも満たない短い期間ではあったが、O氏の新しい可能性が懐胎し誕生するための濃厚で充溢した期間となっていたようである。夢59や夢99と同様の出産をテーマとする夢であるが、この夢ではいままでの夢とは違い、男性性と女性性が明確に分化され、男性として女性の出産を手助けしている。いままでは出産を女性として内側から体験していたが、今度は男性として出産を外側から体験しているともいえよう。また夢59ではペニスだけが生まれているが、この夢ではペニスを含んだ丸ごとの男の子全体が生まれている。

O氏の母親はO氏を妊娠中女の子が生まれることを期待していたので、生まれた子が男の子とわかったとたん、泣き出してしまったとのことである。そのことをO氏は小さいころから聞かされ続けていたので「自分は望まれない子」というイメージを抱いてしまっていたが、この夢では男の子の誕生がその母親から喜ばれており、男としての新しい自分の誕生を肯定的に受けとめられるようになっている。

さらに、この生まれたばかりの赤ん坊の歯は充分成長した子どもの歯のようにしっかりと生えそろっているとのことであり、もう充分に咀嚼力を兼ね備えているといえそうである。したがって、分析を終結してひとり立ちしても平気であることが示されているように思われた。また、夢の最後にO氏がへその緒を切るというイメージが出現しているが、これは切断という男性機能の現われであり、また分析家からの分離、すなわち一人前の男性としての自立の決意を示しているともいえよう。

肛門はいままでの夢に何度か現われていた「卵」の生まれる場所でもあるが、O氏の連想のなかでは、同性愛の場であると同時に、夢6の便や夢60・夢82の泥に通じるダーティなイメージの場であると述べられている。そういうイメージ性をはらんだ肛門にこの夢のなかで自分がちゃんと直面できた、それを正視できた、きちんとそれを見据えることができたということにO氏自身たいへん驚いていた。しかも、かつてはO氏にとっては「禁じられた・忌まわしい・影」の領域であったこの肛門から、いまや萌芽的自己《セルフ》の象徴である童児神 *divine child*[(8)]が生まれているのはじつに意味深いことと思われる。

その後、分析を終結したO氏は母国の大学に復学し、夢によってもたらされた自分自身の踊りをさらに追究してゆくことになったのである。

このように夢分析をとおして、O氏はみずからの人生に新たな意味と方向性を見出していった。すなわち、みずからの人生を豊かに支える神話に出会い、それを創造的に生きるようになったのである。

夢分析のように無意識との対話のなかから生まれてくる《生きた個人神話》とは元来このようにすぐれて創造的なものであるが、すべての個人神話が生き生きとした健全なものであるとはかぎらない。統合失調症者の〈妄想〉も、そのような生きた神話とはいえない不健全な個人神話のひとつである。妄想は「生きた現実」とのつながりを欠いているため、現実を生きてゆくうえではかえって障碍となることが多い。しかしそれは無意識から生み出された個人神話に変わりはないので、不自由ではあっても、病者の生を確かに支えてもいるのである。そこで次章では、統合失調症者の〈妄想〉と個人神話との関係を論じたい。

（1）マイヤーズの本業は古典学者だが、むしろ心霊研究家として後世に名を残している。

（2）アンリ・エレンベルガー『無意識の発見（上）力動精神医学発達史』木村敏・中井久夫監訳〔弘文堂 一九八〇年〕——フランス語読みのエランベルジェとしてその名が世界的に知られているが、元来の出自のスイスの発音ではエレンベルガーとなる。

（3）武野俊弥「無意識の神話産生機能と夢分析」『講座 心理療法2 心理療法と物語』河合隼雄編〔岩波書店 二〇〇一年〕。

（4）日本独自の芸術として世界に影響を与えている前衛舞踊のことを「舞踏」と呼ぶ。一九八〇年代以降海外でもButohとして広く知られるようになっており、日本発の国際的芸術のひとつと目されている。一九五〇年代末、土方巽〔一九二八－一九八六年〕によって創始された「暗黒舞踏」にその端を発する。スキンヘッドに全身白塗りのほぼ全裸での異形の踊りをヨーロッパでくりひろげ、ヨーロッパのみならず全世界に衝撃を与えた。西洋の踊りが目指した「伸びやかな動き」に対して、「屈みこんでの静止」というアンチテーゼを突きつけるところから舞踏は展開した。また西洋の舞踏が目指す「優美な」肉体に対しては、スキンヘッドに全身白塗りのグロテスクな裸形でもって対峙したが、これは歌舞伎の白塗りの仮面性を全身にまで及ぼすことによって、肉体を止揚《アウフヘーベン》しようとする試みと理解されている。

（5）　スイスは一九六一年に西洋世界で初めてチベットからの亡命者を大規模に受け入れた国として知られている。そのため現在スイスは、ヨーロッパのなかでチベット仏教や文化を学べるところとなっている。
（6）　ユング派の分析では創造性を重んじるので、その開発を求めてユング派の分析を受ける芸術家が西洋には多い。
（7）　たとえば、太極図における陽の原理を表わす白と陰の原理を表わす黒も、同質の象徴性をもっているといえよう。
（8）　肛門などのような非本来的器官からの出産や、すでに一人前の歯が生えそろえての誕生など超自然的な誕生のありようは「奇跡の誕生」と称され、生まれた幼児の神的な属性を示すものである。このような神性を帯びた幼児元型のことを「童児神」とか「英雄児」と呼び、ユングはそれを全体性の象徴である自己《セルフ》のひとつの先取り的な顕現と見なしている。

第八章　妄想と個人神話

前章のはじめに、無意識の〈神話産生機能〉は人間の創造性の源泉であり文化を生み出す基盤であると同時に、精神病理現象の生みの親でもあるということを示したが、この章では、そうした病める個人神話の産生とその意味について考えてゆきたい。

個人を超えた深層

ユングは「太陽のペニスが風を起こしている」という統合失調症者の妄想が、ギリシア語で書かれた古いミトラ教(1)の祈祷書のなかに出てくるヴィジョンと同じであることに興味を抱いた。さらに同様のヴィジョンが、中世の宗教画をはじめとして、ありとあらゆる時代や文化のなかにも現われてくることに気がつき、彼は、この神話的モチーフは一個人を超えた人類に普遍的な無意識の深層から出現してくるものと考えた。そ

してこのような無意識のことを、フロイトの無意識概念である個人的無意識と区別して〈集合的無意識〉と呼んだのである。(2)

このように〈妄想〉は集合的無意識に起源をもつものであり、病者なりの生を支えようとするひとつの個人神話なのである。これからそのような具体例を呈示することにする。

A郎とクレイジー・ホース

幻覚妄想の現われ

A郎は小さいころから頑張り屋で、スポーツにも勉強にも熱心に取り組み、中学受験して私立の中高一貫の名門進学校に入学をはたした。入学後も勉学に励み、運動部でも活躍し、まさに文武両道に秀でた模範生徒として中学時代を過ごした。

しかし高二のころより、精神的に追いつめられた感じや、心身ともにクタクタで胃腸の調子がいつも悪いなどの不全感に悩まされるようになり、成績が急降下しだした。必死で勉強するもののまったく集中できず頭が働かず、気持ちが焦るばかりであった。また、いつも体がけだるく重く、得意のクラブ活動でも試合でミスばかりくり返すようになり、ついには五年間死守してきたレギュラーの座からはずされてしまった。失意のA郎は自室に引きこもったまま登校できなくなり、やがて高校も中退してしまった。

一年ほど引きこもったのち突然幻覚妄想状態に陥り、精神病院に統合失調症の診断で入院することになった。その後、半年ほどして小康を得て退院したものの、大検を受けたり、大学に入ったりなどの頑張るべき節目で無理な頑張りをしすぎるためか、そのつど病像が増悪し入退院をくり返しているうちに、幻覚妄想状態のままで病像が固定してしまった。そして薬物だけでは改善がないということで、私の精神療法を受けることになったのである。

地上の生は仮のもの

慢性の幻覚妄想と集中困難・思考力減退などの陰性症状に悩まされながらも、苦労しつつ必死の思いで大学生活を送っていたある日、A郎はつぎのような幻覚体験を困惑げに報告した。

「頭のなかでオバQみたいに白いのが踊っている。それがうざったい。ときどき命令もする。廊下の右側を歩けとか……。」

しかしその一カ月半後にはこのように変化している。

「以前話したオバQみたいな真っ白な人は、聖書のセレフとかキルビムとかいう大天使みたい[3]。『地球での生は仮の生、一時的な生で、人は輪廻転生してつぎつぎに異なる世界に生まれ変わる。この地球上の生もそのひとつで、仮の一時的な生。だからそれにとらわれてはいけない。本当の生は平らな世界にある。でもそこに人はたどりつけない。そこでの死は本当の死なので残酷なものだが、この地上の死は仮のものだから本当は怖くはない。だから（もう病気になったんだから）無理せず気楽にこの地上の生を送ればよい。無理に頑張って疲れることはない』と言われ、なるほどと思った。この白い人の言うことを聞くととてもこころが穏やかになるので、ついその人の話に耳を傾けてばかりいる。この地上の生の意味をいろいろ教えてくれる。なるほどそうかと納得させられ、こころが落ちつく。病気でなにもできない自分を受けいれられる……。焦る気持ち、不安な気持ちがなくなる……。」

治療者としての私は、自分もこのオバQみたいな人の言うことはおおいに納得できるし、「無理せずのんびり生きればよい」というその意見には大賛成であることを伝え、この幻覚妄想によってA郎にもたらされた洞察を強く支持したのである。さらにA郎はつぎのように言葉を続けた。

「小・中・高と、いままですごく頑張って生きていた。『一番にならなければ』という思いで生きていた。それで疲れて病気になったのかも……。」

「一回薬を飲み忘れたらすごく頭が冴え、普通の人の感じに戻った。でもそれがすごく辛かった。高校時代の頑張っていたときの気分……。こんなの続けていたらボロボロになっちゃう。薬飲んで病人でいたほうがずっと楽。健康で生きるってことは辛いですね。」

その後A郎は、これまで必死にしがみついていた大学をあっさりとやめて、祖父母がいる自然豊かな田舎へと移り住み、そこで祖父母の園芸農業の手伝いをしながらゆったりとした日々を送るようになった。田舎に移り住んでからおよそ一年ほどしてから届いたA郎の手紙によると、いまでは心穏やかに安定した毎日を過ごしており、生きていることが楽しいとようやく思えるようになってきたとのことであった。

すなわちA郎は上述の幻覚妄想を転機として、それまでの過剰なガンバリズムから解放され、より柔軟にもっと楽に生きられるようになったのである。病を含めて等身大の自分を受けいれる支えとなったこの妄想は、A郎の人生をより健全に支えてくれているという意味では立派な個人神話といえよう。

A郎は「この地上の生は仮のもの」とイメージすることによって、この世の苦難から多少なりとも解放されることになったのだが、そうしたイメージが、スー族最後の戦闘酋長クレイジー・ホースを支えていた個人神話ととてもよく似ていることに驚かされる。

少年カーリーのヴィジョン

アメリカの大平原でバッファローを狩りしながら暮らしていた平原インディアンでは、部族によって違いはあるものの、苦行によって幻覚を求め、超自然的な力を与えてくれる啓示を得ようとする行為が広くおこなわれていた。とりわけ戦いで栄誉を勝ち得たいと願う思春期の若者は、成人への通過儀礼として「メディスン・ドリーム」を求めるために、茫漠たる平原にたったひとりで出かけていった。数日間、朝から晩まで、若者は食べることも寝ることもいっさい拒み、「メディスン・ドリーム」によってメディスン・ネームが授けられるのを待ち続ける。メディスン・ネームとは、その人物の守護霊（その人がどんな動物や自然現象によって守られているか）を表わすものである。[4]

オグララ・スーの勇者クレイジー・ホース〔一八四一‐一八七七年〕も、十三歳のときそのようにして強烈なメディスン・ドリームを得て、父親からクレイジー・ホースというメディスン・ネームを授かったのである。平原の丘の頂で聖なる力との交わりを求めて眠らず食べずに待つこと三日目にして、少年カーリー（クレイジー・ホースの以前の名）はつぎのような不思議なヴィジョンを見た。

「長い茶色の髪を腰まで垂らした男が馬に乗ってやってくるが、馬の色はつぎつぎに変わってゆく。馬は地面から浮いているように見え、さらにはその上に乗っている男もまた馬の背から浮いていた。その男は顔と体に不思議な模様を描き、その馬は影のように踊りまわった。」

そしてカーリーは「このヴィジョンの世界こそが本当の世界で、目の前の現実は本当の世界の影にすぎない」という啓示を得た。以来、この世に生きている人間は本当の世界の影にすぎないと悟った彼は、この世での死も恐れずどんな苦難にも平然と耐えられる、スー族一の勇者、卓越した戦士となっていったのである。

クレイジー・ホースはその後、スー族の戦闘酋長として一八六六年のボズマン街道をめぐる戦いで頭角を現わし、一八七六年三月十七日のパウダー川の戦い、同年六月十七日のクルック将軍を退けたローズバットの戦いなどで大活躍し、六月二十五日にはハンクパパ族のシッティング・ブルらと協力して、リトル・ビッグホーンの戦いでカスター将軍の大隊を全滅させ大勝利をおさめた。しかし軍事力ではるかにまさる白人との戦いに疲れてしだいに他の酋長がその地から逃亡してゆくなか、最後まで大平原にとどまって白人との戦いを継続していたが、かつては大平原を埋めつくしていたバッファローが白人による大量虐殺で激減してしまい、[5] 生活の糧である狩りの獲物がまったく捕れなくなるに及んで、部族を守るためついに一八七七年五月六日にアメリカ政府に投降した。そして同年九月五日アメリカ軍によって殺され、三十六年の生涯を終えたのである。[6]

支えとして 基盤として

クレイジー・ホース〔カーリー〕のヴィジョンほどしっかりとその生を堅固に支えてくれるわけではないにしても、それでもA郎の例でも見られるように、統合失調症者の妄想も、少なくとも松葉杖程度にはその生をなんとか支えてくれることもある。したがって、人生のある局面では妄想なしには生きてゆけないこともあり、妄想には妄想なりの意味があり、簡単にそれを取ってしまいさえすればよいというものではないことを忘れてはならない。

しかしなかには松葉杖どころではなく、妄想が人生の基盤であり中核をなし、その妄想をしっかりと生き抜く人もいる。ニコラ・テスラ[7]とともにマッド・サイエンティストとして名高いヴィルヘルム・ライヒはそのような人物のひとりである。[8]

世紀の大発見——ライヒの足跡と偉業

ヴィルヘルム・ライヒは一八九七年三月二十四日、当時オーストリア・ハンガリー帝国領であったガリシア地方の裕福なユダヤ人家族の長男として生まれた。三歳下に弟がひとりいる。農場を経営する父親はとても権威主義的で野心家で、長男であるヴィルヘルムは父親から非常に厳格に育てられ、父の野心をかなえるため、つねに他の子どもたちより多くのことを成し遂げねばならなかった。父親はひどい癇癪もちで怒ってばかりいるのでヴィルヘルムは父のことを嫌っていたが、母親のことは、横暴な父から自分を守ってくれる存在としてたいへん慕っていたようである。また父親は十歳も若い妻に対して病的ともいえる激しい嫉妬を抱き、「売女」となじるだけでなく、しばしば暴力もふるった。ヴィルヘルムは家庭的にはけっして恵まれていなかったようである。

八歳から十二歳のあいだ、ある家庭教師の指導を受けながら、ヴィルヘルムは昆虫や植物などを熱心に採集し、また飼育するための自分専用の実験室も持っていた。彼は、この家庭教師から性機能を含めた大自然の生命の営みへの並々ならぬ興味を掻き立てられるようになった、とみずから述べている。

しかし十二歳のときヴィルヘルムは大きな悲劇にみまわれる。父親の不在中、性の神秘に目を開かせてくれた家庭教師と愛する母親とが不貞をはたらいている現場を目撃してしまったのである。敬愛する家庭教師と思慕する母親から二重に裏切られた思いのヴィルヘルムは、それを父親に報告してしまった。嫉妬に怒り狂った父親はかなりひどい仕打ちを母親にして、それに耐えきれなくなった母親は服毒自殺をしてしまった。その後ヴィルヘルムは「自分が母親を殺してしまった」という罪悪感に深く悩まされるようになったといわれている。妻が死んでのち父親はすっかり生きる気力を失ってしまい、ヴィルヘルムが十七歳のときに自殺まがいの死に方をして、ヴィルヘルムは両親を失うことになった。その歳で父親から引き継いだ農場を自力でしきりながら学業も続けたという（ライヒは自立能力を心理学的健康のひとつの重要な尺度と見なしているが、彼自身この能力を弱冠十七歳にして身につけていたことになる）。その後もヴィルヘルム・ライヒは人に頼りたいとは思わず、ものごとを自分で処理しなければ気がすまないという顕著な特徴を示すようになった。

その栄光と挫折

一九一八年、第一次世界大戦に敗れたオーストリア・ハンガリー帝国は解体し、すべての地所を失ったヴィルヘルム・ライヒはウィーンに赴き専門教育を受けることにした。第一次世界大戦で政治に目覚め、彼は社会主義運動を信奉するようになり、初めはウィーン大学の法学部に籍を置いたが、法律の勉強があまりにも退屈ですぐに医学部に転籍している。

　医学部に入ってライヒの知性は開化した。子どものときに家庭教師によって植えつけられた大いなる関心、すなわち「生命とはなにか？」という問いに向かって、精力的に医学を勉強した。ところが当時の医学研究を支配していた機械論的な生命概念はとうてい彼の知的関心を満足させることはできなかった。むしろ生き物を支配している「生命の躍動《エラン・ヴィタル》」という特殊な力を仮定するアンリ・ベルグソンに代表される生気論の考えのほうがはるかにライヒのこころをとらえた。生命をばらばらにしたうえでそれを還元的に理解しようとする機械論よりも、統合的に生命を理解しようとする生気論のほうが生命の原理の本質的な理解に近いと思われたからである。しかしその一方で彼は、とても具体的なものに惹かれるというみずからの性癖に従って、神経学（とりわけ神経経路の複雑さや神経節のみごとな配置など）にも深くこころを奪われた。
そのようななか、性を重視するフロイトのリビドー概念は、全体的な生気論と還元的で具象的な機械論のふたつの対立を統合させる可能性を秘めた新しい生命科学としてライヒを魅了した。第四章でふれたように当時のフロイトは、現時点ではリビドーという性的エネルギーを実験で調べたり量的に測定することはできなくとも、将来的にはリビドーの概念がたんなるメタファーやアナロジー以上のものとなり、生化学的実体に根ざしていることが明らかになる、ということを期待していたのである。

精神分析の研究にすっかり没頭したライヒは一九二〇年、ウィーン精神分析協会に入会し、まだ医学部の学生の身でありながらフロイトと同じベルクガッセにオフィスを構え、精神分析家として開業実践を始めている。そして一九二二年に医学部を卒業してからウィーン精神分析総合診療所の助手となり、一九二八年から一九三〇年までは副所長を務めている。またその一方でウィーン技法ゼミナールを主宰し、後進の教育・訓練にも熱心にあたり、学会のなかで指導的な役割をはたすようになり、オットー・ランクやシャンドール・フェレンツィとともにフロイトの「恐るべき子どもたち《アンファン・テリブル》」と呼ばれた。

この時期ライヒは、個々の症状よりもむしろ混沌として秩序を失った生きざまそのものが問題となる衝動的性格（フランツ・アレクサンダーの造語で、現代の境界例《ボーダーライン・ケース》に相当する）に関心を抱き、一九二五年に最初の著作である『衝動的性格』を出版した。これを機にライヒは症状の分析よりも人格そのものに焦点をあてて研究するようになっていった（じつは彼自身、非常に衝動的に行動する傾向があり、ときとして父親ゆずりと思われる抑制のきかない怒りを爆発させることがあった。その意味でこの著書は自己分析に基づいているともいえよう）。

またライヒは技法ゼミナールの主宰者として治療技法の体系化を目指したが、とりわけ分析への抵抗ということに焦点をあてて研究するうちに、防衛的性格特性というものがあることに気がつくようになった。のちにそれは「性格の鎧」と名づけられるようになったが、この性格特性は個人を苦痛から保護するだけではなく、喜びを経験する能力を強く制限してしまっていることにも気がついた。したがって分析の課題は、生の喜びを十全に体験できるようにするために自分の性格防衛に気づかせ、それを取り除くことができるように患者を援助することであるとライヒは考えるようになった。彼はまた、いくつかの性格抵抗を論理的に順序正しく分析することの重要性を強調し、それはのちに『性格分析――その技法と理論』〔一九三三年〕としてまとめられ、この書は理論と技法の論理的統一、論理的組織的で首尾一貫した技法上の体系的操作を確立させたため、日々の治療実践で苦労している多くの訓練生から熱狂的に支持されることになった。

さらにライヒはゼミナールで提出される数多くの症例報告に接するうちに、患者の外見・表情・服装・姿勢などの非言語的行動がほとんどの分析家たちから過小評価されているだけでなく、しばしば完全に見過ごされているという事実に気がついた。ライヒ自身はみずからの治療実践をとおして、患者の言葉の内容よりも非言語的な仕草や感情表現のほうがはるかに興味深くまた重要であると感じていた。そして先述の性格の鎧は、体の癖や典型的な行動形態というかたちで非言語的に表現されていることを発見した。

一方ライヒは、解放・充足を妨げられて鬱積したリビドーが変形されて不安を惹き起こすというフロイトの初期の鬱積不安説をかたくなに信奉し、生の喜びを十全に体験する能力としての性器性を完全に表現する能力（すなわちオーガズム能力）の開発こそが精神分析の真の目標であるということを一連の論文で主張するようになった。フロイト自身は一九二六年にこの鬱積不安説を修正して、不安は危険な状況の予測ないしその脅威の認知に対する自我の防衛反応としてとらえる不安信号説を提唱しているが、ライヒは最後まで、自分を惹きつけたフロイトの初期汎性欲理論に固着し、健康なオーガズム体験能力の確立による円満なリビドー・性エネルギー経済 *libido sex economy* こそが心身の健康の基盤であると主張した。そして、性に対する社会の否定的な態度を批判するようになり、面接室で個人の患者と関わるだけでは限界を感じるようになり、性をより肯定する理想的な社会を樹立するための社会主義運動に身を投じるようになった。

一九二七年ライヒはオーストリア共産党に入党し、一九二八年にはセックス・カウンセリングと性科学研究のための社会主義協会を創立し、さらに翌年にはウィーンに労働者のための最初の性衛生クリニックを設立した。こうして「健康で正しい」性知識の普及と性の社会的抑圧についての啓蒙運動を進め、社会運動家としての側面を強めていった。一九三〇年には「家族で育てること、そしてそれとともにエディプス葛藤が続くかぎり、神経症の予防は考えられない。……神経症の予防は、子どもの教育からその親を排除することによって始まる。なぜなら、親自身がもっともふさわしくない教育者であることがわかっているからである。子どもの性教育は親ではなく、親より偏見の少ない専門的に訓練された人間に委ねられるであろう」と述べ、家族の廃止という大胆な考えを表明するまでになった。

フロイトの初期性欲理論への原理主義的な固執とそれを社会的に実現するための共産主義的社会運動へのライヒの傾斜は、精神分析の同僚たちのあいだでかなりの反発を惹き起こした。一方共産主義の仲間のあいだでも、彼がいわば知的特権階級である精神分析家であることに強い反発があった。こうしてウィーンでの居心地が極端に悪くなったため、ライヒは一九三〇年、活動の場を、精神分析とマルクス主義とを結びつけようとする努力に対してより好意的なベルリンに移すことにした。

しかしドイツではその後急速にナチズムの脅威が増大し、ライヒはこの反動的でとりわけ自由な性に対して抑圧的なナチズムの打倒を目指して果敢に戦ったが、そのためにより突出せざるを得なくなった彼の急進性は精神分析の仲間のあいだでも共産党内部でも批判されるようになった。そして一九三三年、共産党からは精神分析と結びついた修正マルクス主義として糾弾され、ドイツ共産党を除名され、さらに翌一九三四年には仇敵ヒットラー政権の座は揺るぎないものとなり、ユダヤ人および精神分析に対するナチスの弾圧が強まり、急進的な政治運動に関わるライヒは危険人物として八月にベルリン精神分析協会から除名され、ほどなく国際精神分析協会からも除名されてしまったのである。

すっかり孤立したライヒは、一九三四年十月にノルウエーのオスロに身を寄せることになった。しかし逆に、精神分析協会の会員でも共産党員でもなくなったライヒは、いまやフロイトや党にいっさい気がねすることなく自由に研究することができるようになったともいえる。ライヒのオスロでの研究はますます生理学重視の傾向が強まった。当のフロイト自身が分析と生理学を関連づけようとした初期の試みをとうに放棄しているにもかかわらず、ライヒは精神分析の生物学的基礎を提供するため、フロイトの初期のリビドー仮説を実証可能なかたちで量的に証明しようと努力したのである。そして、快楽時にリビドーが体のなかをどのように流れるかを実験的に研究し、不安時にはそれが快楽時と逆方向に流れ、性格の鎧をより直接的に表現したものである筋肉の硬直が人間の自由な感情表現を阻害していることを明らかにしえたと考えた。その研究成果に基づいてライヒは、その治療法も精神分析とは大幅に異なるものへと変化させていった。精神分析では患者の体に直接触れることを厳重に禁じていたが、筋肉の硬直こそが自由な感情表現を阻害していると考えた彼は、この緊張した筋肉をゆるめることこそ治療的であると考え、積極的に患者の体に触れて、いまでいうボディ・ワークを治療の中心にすえたのである。

精神電流現象と呼ばれる皮膚電位の変化を測定することによってライヒは、リビドーが自然界の電気的プロセスの一部であることを証明したと考え、オーガズム時に発生していると考えた電気的形式を強引に汎化させ「生命プロセスはすべて、機械的緊張・充電・放電・機械的弛緩の四拍子で構成されている」と主張した。生命の謎の本質に迫ったと思い込んだ彼はさらに研究に没頭し、一九三六年、生命の謎を解くため原生動物を顕微鏡で観察することを思いたった。

原生動物のもっともありふれた形態であるアメーバの培養をもらおうとしてオスロの植物学研究所を訪れたライヒは、研究所の助手から、草の葉をただ水につけ十日から十四日後に葉を検査するだけでよいと教えられた。言われたとおりにすると、確かに草を浸しただけの水のなかにアメーバをはじめゾウリムシなどさまざまの原生動物が湧いてくるのを確認した。生物学者たちは草に付着している空気中の胞子から原生動物が発生するという見解をとっていたが、ライヒは、分解してゆく草の浸出液から原生動物が発生するという独自の考えを示した。彼によると、水に入れたときからずっと続けて草の葉の組織を顕微鏡で観察していると、葉の端の細胞がしだいに分解して小胞となり、ついには本体から離れて自由に水のなかを浮遊するようになり、この小胞がたがいに集合してそのかたまりから原生動物が発生してくる、というのである。

ライヒはこの小胞をバイオン *bion* と名づけ、この生命のないはずの有機物であるバイオンから新たな生命が発生するのは、このバイオンがなんらかの生物エネルギーで充電されているからであろうと考えた。その後、彼はバイオンが青い光を放っていることを発見し、それをオルゴン・エネルギー *orgone energy*(9)と名づけ、それまでの生物学を根底からくつがえす大発見をしたと思い込んだ。のちにはこれを生命エネルギー *life energy*(あるいはその頭文字を取ってLe)と呼び、これこそが長年追い求めてきた「生命の源」であり「生命の謎の本質」であると信じ込んだのである。

この「世紀の大発見」は、当然、科学の世界ではまったく相手にされず、ライヒに狂気の科学者という汚名を着せるのに役立っただけであった。それまでも、彼を一九二〇年代前半に個人分析したパウル・フェーデルンからは精神病質と見なされており、また一九三一年にライヒを分析したシャンドール・ラドは彼のことを潜行性の精神病的プロセスを患っていると診断しているが、ライヒのパラノイア的偏向がしだいに誰の目にも明らかになってきたのはこのころからのようである。

ライヒは治療のとき、患者の体の動き（とりわけ筋肉の変化や皮膚の色の変化）を詳細に観察できるように、男性患者の場合はショーツ、女性の場合はブラジャーとショーツだけしか着用させなかった。セミヌードの患者を診るライヒは「まっとうな」精神分析家や精神科医からの激しい怒りを招いた。また精神電流現象の実験の際に、快楽時やオーガズム時の電位変化を調べるため全裸の被験者にマスターベーションをさせたり性的行為をさせたりしたので、巷ではライヒの実験はいかがわしい性の狂宴であると白眼視されていた。それに加えて今度は無生物から生物が発生するというバイオンの「大発見」である。こうなると世間は黙ってはいない。一九三七年ごろからライヒを公然と批判する声があちこちで聞こえ始めた。新聞紙上にも彼を糾弾する記事が溢れだした。オスロの敵対的状況とりわけ新聞の告発キャンペーンの激化にすっかり嫌気がさし、またナチスのすさまじい台頭にも脅威を感じていたライヒは、ついに一九三九年、アメリカ亡命を決意し、ヒットラーの手によって第二次世界大戦の火ぶたが切って落とされるそのわずか数日前にかろうじてアメリカの土を踏むことができたのである。

オルゴン オルゴン そしてオルゴン

八月末にアメリカに到着したライヒは、新天地で精力的に講義をし、著作を出版し、また治療とオルゴン・エネルギーの研究をおこなった。自由で開かれた国アメリカはライヒにとっておあつらえ向きの地に思えた。アメリカにはヨーロッパにない新しいものへの寛容さがあり、アメリカの人びとはライヒの新しい実験に嬉々として飛びついてくれたのである。彼は市民権を取り、熱心な愛国主義者となった。かつて自分を追放した共産主義は、自由の国アメリカの敵であるだけでなくライヒにとっても大いなる敵となっていた。

ライヒはオルゴン・エネルギーに関する科学をオルゴノミー orgonomy と命名し、その研究に没頭しだした。一九四二年にはメイン州レインジェリーの村に広大な土地を購入し、そこをオルゴノンと名づけ、そこがオルゴノミー研究と教育の一大拠点となった。

ライヒによると、このオルゴン・エネルギーはすべての有機生命体や生命物質のなかを流れているエネルギーで、かつてフロイトがリビドーと呼んだものでもあり、オーガズム反射の原動力であるという。オルゴン・エネルギーは青色をしており目で確認することができるし、ガイガーカウンターで定量的に測定することもできる客観的実在である。はじめライヒは、オルゴン・エネルギーは生命独自のエネルギー源であると考えていたが、一九五一年になると、すべての物質は（生物・非生物を問わず）このエネルギーから発生すると考えるようになった。

オルゴン・エネルギーは真空中であっても、宇宙のありとあらゆるところにあまねく存在し浸透しており、重力・電磁力・光などもみなこのエネルギーを媒体として機能している。この宇宙上に存在するありとあらゆるものは（生命現象も非生命現象も含めて）このオルゴン・エネルギーから発生する。ハリケーン、サイクロン、太陽の黒点から潮の干満など、すべての気象現象も宇宙の複数のオルゴン・エネルギー体系同士の相互干渉作用によって惹き起こされる。空中の「静電気」といわれているものも本当は電気とは関係なく、これもじつはオルゴン・エネルギーなのである。腐って発光している木から出る光の色は青い。空や海の青さはもちろんのこと、蛍の光もセント・エルモの火[10]も、オーロラもみんな青い色をしているが、それらの正体はすべてオルゴン・エネルギーにほかならないからである。

オルゴノミーはそれ自身のなかに完全な宇宙体系をもちはじめ、あらゆるものがその体系のなかにはめ込まれた。ライヒは自分の信じるものすべてをオルゴノミーで証明してみせた。宇宙にはオルゴン・エネルギーという動的エネルギーが充満しており、これまでの科学で万有引力と考えられてきたものはじつは存在してはおらず、太陽や月はもちろんのことすべての天体はこの宇宙のオルゴン・エネルギーという大海のなかを漂っているにすぎないのである。彼は、古来人びとが「神」と呼んできたもの、また「エーテル」と呼ばれてきたものはすべて、根源的な宇宙オルゴン・エネルギーの人間的認識にほかならないことを主張するようになった。このようにしてライヒは万有引力と原子力の根本原理、物質と生命と大宇宙の起源、空間と時間の秘密など、ありとあらゆるものをオルゴノミーで説明して見せ、生命と宇宙的本性の無限に広大な分野の秘密をすべて解き明かすことができたと自負するようになった。

治療家ライヒは、すべての存在の根源的エネルギーを発見しただけでは満足せず、それをなんとか活性化させて治療に応用したいと切に願った。有機物質はオルゴン・エネルギーを吸収し、金属はそれを引きつけてから反射すると考えられていたので、外側に木などの有機物質、内側には金属を貼りつけて、中に人がひとり入れるくらいの大型の箱を作り、彼はそれをオルゴン・エネルギー集積器 *orgone energy accumulator* と名づけた[11]。治療用の集積器は、エネルギーの集積効果を高めるために、有機物と金属板の層を交互に重ねあわせて、五層から十層の多重構造で作られていた。集積器の内部で濃縮されたオルゴン・エネルギーが、その中に座っている患者の生命エネルギーを増強したり、妨げられているエネルギーの流れを改善したりすることによって、治療効果が生まれると考えられていた。すなわちそれは、患者の自己治癒力や免疫力を強力に促進しようとするものであり、ありとあらゆる病気の治療や予防に役立つと考え、ライヒはこれが人類の福音になると信じた。また彼は、癌の原因は生命体のエネルギーの流れが停滞することにあると思っていたので、癌の治療や予防にも当然役立つと考えた。

ところが一九四七年五月二十六日付の『ニュー・リパブリック』誌に「ヴィルヘルム・ライヒの奇妙な事

例」というタイトルのセンセーショナルな記事が載せられ、オルゴン・エネルギー集積器は癌の万能治療法であり性的能力を高めるものでもあると主張して彼は金儲けをしている、と激しく世論を煽ったのである。それからというもの、オスロ時代以上に手厳しい反ライヒ・キャンペーンが、雑誌や新聞紙上などで繰り広げられることになった。彼はこの記事をモスクワからの指示による赤色ファシズムの陰謀であると確信し、さらに狂信的にオルゴノミー研究に邁進した。

いまや、なんらかの悪の手が地球上の生命を脅かしつつあると感じていたライヒは、オルゴノンの周囲の見わたすかぎりの大地が乾き、木々が枯れ、岩が黒ずむさまを目撃した。そして地上を荒廃させつつあるこの反オルゴン的なものの正体は致死性オルゴン放射 *Deadly Orgone Radiation* すなわちドール（ＤＯＲ）であることを突きとめた彼は、ドールに対して戦いを挑む決意をした。――一九五二年三月、オルゴノンの上空にすべての生命の輝きを失せさせるドールの黒い雲が浮かんだ。あたり一面が不気味な静寂と荒涼感に包まれた。鳥も蛙も鳴くのをやめ、葉は枝から落ちてしまった。このままでは暗黒の死を待つばかりである。そこでライヒはクラウド・バスターを考案する。これは回転盤のうえに一群の長い金属パイプを載せたもので、このパイプはケーブルによって流水に接続されており、ドールは水に吸収されやすいのでいわばこれはドール用の避雷針のようなものといえる。ドールをパイプで吸い込んで水に流してしまおうと考えたわけである。さらにライヒの頭のなかでは、ドールはいつしか核エネルギーと同一視されるようになり、核戦争による死の灰から人類を救うためにオルゴン・エネルギー集積器が役立つのではないかと考え出した。また彼は、ＵＦＯの燃料がオルゴン・エネルギーで、ドールはその排気ガスであると考えるようになり、ＵＦＯがドールを使って地球を攻撃し、地球の生命エネルギーを脅かしていると信じるようになった。

このようにライヒは宇宙からの攻撃から地球を救うべく孤軍奮闘の戦いをしていたが、世間からは理解されず、ますます奇矯なふるまいをしていると思われるばかりであった。ついにＦＤＡ（米国食品医薬品局）[12]がアメリカ精神医学会やアメリカ精神分析学会さらには世論の後押しを受けて、ライヒのことを調査しだした。一九五四年二月十日、調査の結果オルゴン・エネルギーは存在しないことが証明されたとして、ＦＤＡは彼を、「虚偽で人を惑わせる主張により、食品・医薬品・化粧品法のもとで不当表示をしている」と告発した。ライヒのオルゴン療法はまやかしであり詐欺商法であると断じたのである。

しかし彼は、科学的真理を判事や陪審員が決定する権利をもつことは不当であると考え、出廷を拒否した。そのため一九五六年五月一日に法廷侮辱罪で逮捕され、五月二十五日に懲役二年の判決が下された。判決を不服として控訴したが十二月十一日に却下され、さらには上告も翌年二月二十五日に却下されてしまった。ただし最高裁はライヒに精神鑑定を受けるよう命じ、その結果いかんでは減刑を検討することも示唆した。彼はダンベリー連邦刑務所で最初の鑑定を精神科医のリチャード・Ｃ・ハバード博士から受け、統合失調症妄想型の可能性のあるパラノイアで責任能力なしと診断された。ところがルイスバーグ連邦刑務所での複数の精神科医による二次鑑定では、精神病状態にあることを認めながらもストレス下での反応性のものと見なされ、完全責任能力が認められた[13]。

愛国主義者のライヒは最後まで、自分はアメリカ政府に裏切られたのではなく、モスクワのスターリン主義者の陰謀にはまっただけであると信じ、刑務所の上を飛行機が通過すると「あれは自分を激励し、また見守っていることを示すために、アイゼンハワー大統領がアメリカ空軍を寄こしてくれたのだ」と嬉しそうに語っていた。そして彼はとうとう、アイゼンハワーからはなんの助力も得られぬままに一九五七年十一月三日、ルイスバーグ刑務所に収監されたまま心臓発作で獄死をとげたのである。

人類愛・真理愛のひと——ライヒの病理性と創造性

第四章で述べたように、フロイトは神経症を「現実神経症」と「精神神経症」とに分けたが、フロイト自身は、精神分析の対象としては、現実の葛藤に基づく単純な現実神経症よりも幼児期の葛藤の象徴的表現でありなんらかの複雑な心的機制の存在が不可欠な精神神経症のほうを重んじた。

しかしライヒは性的問題の直接的反映である現実神経症をより重視している。すなわち、フロイトは神経症を心理学的なものとして内在化させる方向に進み、しだいに神経症をこころの内面での主観的出来事として理解しようとしていったのに対して、ライヒは神経症を生物学的な障害として外在化させようとした。つまり、あくまで外的な現実で生じている物質的で客観的な出来事としてそれを捉えようとしたのである。ライヒは具体的で手ごたえのあるものに魅了される傾向が強いので、症状の意味を象徴的に解釈する精神神経症の理論よりもフロイトの現実神経症の理論のほうが、はるかに自然科学の線に沿っているように思われ、魅惑的に見えたのである。

さらにライヒはフロイトの古典的な初期理論である汎性欲論をそのまま採用し、それを文字どおり具体的に治療に応用しようとした。フロイト自身は臨床経験を積むにつれ、現実の要請に応じて初期理論を修正・変更せざるをえなくなってゆくが、ライヒはあくまでフロイトの初期理論に固着し、その原理主義的な実践者の道を歩んでいった。すなわちフロイト以上のフロイディアンと呼ばれるほどに、フロイトの性欲論を徹底させ、そして具現化させたのである。

首尾一貫性のあやうさ

ライヒはフロイトの初期理論にあくまで拘泥し、フロイトのように現実のリアリティに従って理論を変更していくのではなく、自分の理念というよりドグマに従って現実のほうを変えようとしたのである。すなわち、理論に現実を合わせようとしている。このようなドグマとしての理論の固着化と不動化にこそライヒの発病の要因があると思われる。「合理」を「現実」に優先させてしまうその合理主義からは、ライヒの際立った特徴とされる明快さが生まれるが、また同時にそこから〈妄想〉も生まれてくるのである。ユージン・ミンコフスキーが統合失調症者の「病的合理主義」を論じるにあたって、「元来生命は瞬間ごとにこのような合理的因子を超えるものであり、もし論理的、数学的なるものを永続的かつ絶対的に生命に適用しようとするならば、かならず迷妄に陥る」と喝破したように、[14] このような合理主義は妄想の母胎となるのである。たとえばライヒの病的合理主義はつぎのような考え方に明瞭に示されている――「脳というものは、腸のように渦巻のような回旋をもっているが、それにもかかわらず、中枢刺激の協調や伝導の作用を営むときに他の器官と同じように運動しないと考えるのは、おかしな話である。むしろ脳は腸と同じような渦巻様の形態をもっているのだから、機能上も腸と同じような蠕動運動をおこなっていると考えるほうが合理的ではなかろうか」〔傍点筆者〕。このような「形」へのとらわれやすさや、形式上の類似をすばやく関連づけてしまう傾向も、ライヒの大きな特徴である。このすばやい関連づけは時として天才的洞察を生み出すこともあったが、多くの場合は妄想を生み出すことに寄与していたようである。

　ライヒの理想は、理論と技法の論理的統一、論理的組織的で首尾一貫した体系の樹立であった。この「首尾一貫性」のもつ危険性については第六章で、首尾一貫性の破壊者であるトリックスターを論じる際にふれているが、それに拘泥しすぎると世界は平板化し不毛になっていく。しかし『性格分析――その技法と理論』で示されているようなライヒの快刀乱麻を断つような首尾一貫した技法体系の明快さは、あまりにも複雑で個性的な生きた丸ごとの人間のこころというものを相手に日々苦闘している若い分析家や訓練生にとってはじつに魅力的であり、ライヒは彼らに熱狂的に迎えられたのである。ライヒは患者一人ひとりで異なる複雑微妙な心理現象の「個別的」理解よりも、簡単明瞭な「公式的」理解の確立を目指した。そしてこのような公式主義は、その後しだいに、ミンコフスキーのいう生命の非合理的因子に由来する人間の個別性を無視した病的合理主義へと向かってゆくことになった。まさにミンコフスキーがいうように「生は理性が公式化することのできない根拠をもっている」のだが、ライヒはその根拠を無視してあくまで生を公式化しようとしたといえよう。そしてそのことにより彼は生の全体性を見失うことになった。多くの矛盾をはらんだ丸ごとの生きた現実をすべてひとつの統一的理論で理解しようとすれば妄想が生まれざるをえないのである。

ライヒの場合なにもかも（それこそ宇宙のすべての現象を）たったひとつの概念「オルゴン」で統一的に理解しようとして、また実際に理解してしまったのである。かつては無神論者で熱烈な反神秘主義者であったライヒは、皮肉なことに彼自身がオルゴンという新たな「神」を創りあげてしまったのである。*

* じつはこのオルゴン・エネルギーは、「すべての生物は体のなかに色も匂いもない磁気流体をもっていて、その流体の運動は生物の健康と成長に深い関係をもっている。そしてその流体は太陽や月や惑星といった天体の運動の影響を受けている。さらにその流体は生物だけではなく万物にあまねく浸透し、宇宙そのものに遍在している」というメスマーの動物磁気とほぼ同じようなイメージに基づいており、いわば元型的なイメージに由来しているのではあるまいか。ただしメスマーの動物磁気は目に見えないのに対してライヒのオルゴンは目に見えるという違いがあり、より具象的になっており、それだけ病的実体化の度合いが強いともいえよう。第六章で紹介したように、メスマーの動物磁気は光のように鏡で反射させたり、電気のようにかに蓄えておくこともできる物理的なものであり、実際、磁気桶《バケー》なるものにそれを溜め込んで治療に応用したのである。ラ

イヒの場合この磁気桶に相当するのが、まさにオルゴン・エネルギー集積器であった。ともにイメージのゆきすぎた具象化および不健全な実体化の典型例といえるが、ライヒにおいてはこの実体化がさらにパラノイア的に進行し、ついにはクラウド・バスターの発明にまで極端化してしまったのである。

飛翔するエロス

一方で「狂人」ライヒは、オーガズムそしてオルゴン（すなわちエロス原理）のためにいっさいの権力・権威（つまりパワー原理）に反抗し反対し、ひるむことなく果敢に戦いを挑み、そして最後は体制に迫害されて獄死したのであるから、その意味では「エロスの狂った殉教者」ともいえる。

その強烈なイメージがゆえに、一九六〇年代、ラブ&ピースを合言葉に自由な性の解放を唱えるヒッピーたちは、ライヒを「性の革命家」として自分たちの運動の象徴的存在にまつりあげた。またその後、学生運動の嵐が世界中の大学で荒れ狂ったとき、彼は学生活動家たちから「権力・体制への反逆者」として、チェ・ゲバラと並んで英雄視されたのである。こうしてライヒは、カリオストロ（第六章）ほどではないにせよ、その死後メスマーのように忘れ去られることはなく、時代を生きる神話としてふたたび甦ったのである。病的なかたちではあれ、ライヒもやはりひとつの神話的人生を生きていたということになろう。つまり、妄想的ではあるにせよ、ライヒの人生には神話的な要素があったということである。またライヒの〈妄想〉も、そのエロスが地上の現実性から離れているため「生の妥当性」を欠くようになってしまったとはいえ、それでも彼の苦難に満ちた人生を支え、また彼が理想を実現しそれを生きるために不可欠な神話だったことは確かである。

実際ライヒは、自分のエロスを地上の世界（家族や友人など現実的に関わる人びと）に向けることはしなかった。むしろ逆に、そういう身近な人たちには支配的で横暴でさえあったといわれている。人類愛や世界愛という大義（非現実的・非地上的な理想世界）にだけそのエロスを向けるのが統合失調症者の特徴であるが、まさにライヒの場合もそうであったといえよう。足もとを見つめずに遠くばかりにあこがれるのが統合失調症者なのである。エロスはこの地上から離れさせるべきではないのだが、現実の人間関係のなかで深く傷つき絶望したライヒのエロスは現実の地上の人間からは遠く離れてしまい[15]、それは神にも等しい根源的な宇宙のオルゴン・エネルギーという理想の高みへと飛翔してしまったのである。

ライヒは若いころから人類を助けたいという深い思いを抱いていたが、その思いをとげるために初めは医学を、のちには社会主義運動にのめり込んだ。ライヒがベルリンに移る直前、フロイトは彼に対して「世の中の病気を治すことは私の意図でも、精神分析の意図でもない」と述べ、ライヒのなかにあるのは「世界を救いたい」という救済者願望であることを示唆したといわれている。第五章でふれたように、この願望がパワー原理と結びついて暴走するとたいへん危険なことになるが、事実ライヒにおいても、その兆しは一九三〇年前後に一時期みられたことがあった。当時ライヒは、世の中から神経症を撲滅するためには家庭制度を廃止し、神経症的な親を子育てから排除させ、子育てはすべて専門家の手に委ねたほうがよいと主張している。まさにドナルド・ユーイン・キャメロン〔第五章〕とまったく同じように、有害な親は子どもから引き離すべきだという持論を展開しているのである。もっともライヒはその後、「パワー原理」の権化のようなスターリンの台頭によって共産主義が変質してゆくなかで社会運動に挫折し幻滅したので、幸いなことにそれ以降は、彼の救済者願望がパワー原理と結びつくことはなかった。

歴史の皮肉というべきか、一九五三年の春、当時アメリカ精神医学会の会長だったキャメロンはオルゴン療法を受けたいと相談に来た患者に対して、「そんな治療はまったくのまがいもので、アメリカ精神医学会はライヒ博士を詐欺で告発しているところですよ」と応えたという。つまりキャメロンこそがライヒ排撃の中心人物のひとりだったのである。そしてさらに皮肉なことには、第五章で詳しく述べたように「正当」な権威あるキャメロンの実験的治療を受けた患者の多くがかなり深刻な被害をこうむっているのに、このライヒの「まがいもの」のオルゴン療法の被害者は皆無に等しかったのである。FDAの調査が長びきライヒ告発の手続が遅れたのは[16]、じつはオルゴン・エネルギー集積器使用者からの不満の供述が一通も得られなかったからだといわれている[17]。人びとを支配しようとする「パワー原理」にとりつかれた正気の正統派医師キャメロンよりは、幸いパワー原理から逃れることができ、その妄想世界のなかではむしろ十全に「エロス原理」を展開させていた狂気の異端医師いわばシャルラタン的ライヒのほうが、患者にとってははるかに害がなかったわけである。歪んだパワーのほうが歪んだエロスよりもずっと恐ろしいというべきであろう*。

* じつはライヒのなかに強く認められる救済者願望は、麻原彰晃のなかにもある。ただし麻原は、人類を刷新する唯一の存在としての「世界の救済者」であると同時に「世界の支配者」でもあろうとした。麻原は世界の秩序をみずから支配しようとしたのである。ライヒは「世界の救済者」たらんとしたが「世界の支配者」になろうとはけっしてしなかった。そこに両者の大きな違いがある。もっとも、ライヒもプライベートな世界では小さな暴君だったが、全世界に対しては大きな人類愛の実践者だったのである（その乖離も統合失調症的といえるかもしれないが）。

ここで話をメスマーとの対比に戻すと、メスマーもライヒも、自分が宇宙の真理を発見したと思い込んだ点ではよく似ている。ただし、メスマーはそれで名誉と富を得ようとしたが、ライヒは名誉こそ求めようとしたものの個人的な富は得ようとはしなかった。かつて社会主義者であり共産主義者でもあったことからもわかるように、ライヒが目指していたのはあくまで人類全体の幸福だったのである。ライヒの治療の料金はとても高かったが、それで稼いだ金はすべてオルゴン研究に費やしてしまい、私腹を肥やすことはなかったといわれている。[18] メスマーは麻原彰晃〔第一章〕同様自己愛が強かったが、ライヒは人類愛および真理への愛が強かったのである。一方、カリオストロは宇宙の真理を発見したとはまったく思ったことはなく、ただ治療者元型を生きただけである。

すなわち、メスマーは麻原と同じく空想虚言者のひとりであり〝嘘を生きる人〟であったが、カリオストロは〝神話を生きる人〟であり、そしてライヒは〝妄想を生きる人〟だったのである。

未来先取的パラダイム

この〝妄想を生きる人〟ライヒが初めて（そして唯一）おこなった統合失調症患者に対する治療にはとても興味深いものがある。

それは一九四一年から四二年にかけておこなわれ、患者は何年もの入院歴をもつ現在は通院中の若い女性であった。彼女は「もろもろの力」が体のなかを流れており、それはまた部屋の壁にもあると感じたり、さらには太陽には自分が「もろもろの力」と呼ぶのと同じ種類のエネルギーがあると主張していた。ライヒは患者のいう「もろもろの力」を彼女自身のオルゴン・エネルギーの投影と見ていた。そしてそれを太陽やオーロラなどの外部のエネルギーと同質のものと見なす患者の言葉にひどく驚かされた。つまりライヒは、自分のオルゴン・エネルギーの考えとまったく同じものを統合失調症者の妄想のなかに見出したのである。ユングが慢性統合失調症者の述べる太陽のペニスが風を起こすという妄想から元型概念の着想を得たように、ライヒもこの若い女性患者からオルゴン・エネルギーという元型的理論の証拠を得たと喜んだわけである。

またこの女性患者は、その正体がわからない「もろもろの力」に守られていると同時に迫害されているとも感じていたが、実際ライヒもその後、オルゴン・エネルギーは（当初想定されていたように）すべての生命を肯定しあらゆる創造性の源でもある「まったき良きもの」とはいえない側面もあることに気づき、それが悪性のものに変質したことによって生じてしまう、生命を否定する破壊的な致死性オルゴン放射すなわちドールの存在を認めるようになっている。このように、ライヒのオルゴン・エネルギーとこの統合失調症者の妄想には驚くべき同一性があり、それは良いエネルギーと悪いエネルギーの両面性をもっており、守ると同時に迫害するものなのでもある。

この統合失調症患者との治療体験からライヒは〈狂気〉の本質をさらに詳しく検討し、狂気がいわゆる「正常」と呼ばれているものよりも優れている事実を発見したのである。正常人は防衛すなわち鎧化が強すぎて、オルゴン・エネルギーの存在を直接体験しにくく意識化しにくいが、病者は投影を通じて歪められているとはいえ、むき出しの妄想というかたちでオルゴン・エネルギーの世界を直接的に体験できているとライヒは主張する。すなわち、精神病者のほうが人間の情動とその本質をより深く体験しており、さらには世界の深奥なる真理についてもより開かれたこころですなおに体験し受けとめているのだという。

実際ライヒの妄想には、その当時だれも気づいていなかったようなある種の真理が予見的に示されていたのである。ライヒは一九五一年ごろより、ドールによる悪影響という観点からエコロジー意識を高め、放射能の危険にとどまらず、化学廃棄物による汚染や電磁波による汚染、さらには世界の砂漠化を深刻に受けとめていた。有害なドールはテレビや蛍光灯や時計の文字盤の蛍光塗料からでさえも電磁波というかたちで発散されている、と一九五一年当時すでにライヒは警告していた。またライヒの描写する黒いドール雲は、まさにスモッグや大気汚染そのものであり、それによって木々が枯れ石が黒ずむという観察は酸性雨の脅威を物語っているようでもある。まさに「ドールによって世界の環境が破壊されつつある」というライヒの観察は、世界中で密かに進んでいる化学物質による環境破壊の恐ろしさを鋭く告発したレイチェル・カーソンの問題の書『沈黙の春』〔一九六二年刊〕[19]に十年は先んじていたのである。

ちなみに中井久夫は、未来のほんのかすかな兆候でさえ先取り的に鋭敏に捉えてしまう統合失調症者の特質を「兆候空間優位性」と名づけて論じているが[20]、それはまた木村敏が人間学的に「アンテ・フェストゥム〈祭りの前〉的構えの卓越」と命名する統合失調症者に特徴的な未来先取り的構えと同一のものでもある[21]。まさにライヒにはこういった類の、もっとも遠い未来のもっとも微かな可能性をも鋭く嗅ぎとる敏感さがあったが、それをあまりに具象的に、しかも、なにもかもをひとまとめにして〈この傾向を同じく中井は統合失調症に親和的な「統合指向性」として抽出している〉ドールとして外界に投影してしまったために、世間からの理解が得られず、悲劇的な人生を送ることになったのであろう。

しかしこうしたライヒの未来先取り的な妄想的パラダイムのなかには多くの治療的先見性も含まれていた。ライヒの治療体系は〝虚言〟ではなく〈妄想〉に基づいているので一面の真理が込められている。したがって、それを修正・改良することによってさらに有効な治療体系が生まれる可能性が秘められているのである。実際ライヒの研究は、いまなお尽きせぬ豊かな鉱脈として、そこから多くのボディ・セラピーなどが派生している[22]。妄想に基づいているからといってそれを全否定すべきではない。なぜなら妄想も〈集合的無意識〉に結びついた「個人神話」なのであり、それなりの一応の普遍妥当性の芽はあるからである。つまり〝虚言〟のように完全に願望充足的〈自我〉が作り出したものとは違うのである。

確かに天才〈創造性〉と狂気〈妄想〉は紙一重ともいえよう。

ある統合失調症者の魂の叫び

前節で、ライヒの妄想世界は不健全なものであるとはいえ、彼のエロスの顕現であることを述べたが、同じことは他の多くの統合失調症者についてもいえる。ロシア生まれの不世出の天才バレエ・ダンサーとして（また現代舞踊への道筋を示した革新的な振付家として）一世を風靡しながら、二十八歳で統合失調症を発病して、その後の人生の大半を精神病院のなかで過ごすことになってしまったワスラフ・ニジンスキー〔一八九〇‐一九五〇年〕は、「私の狂気、それはすべての人類に対する私の愛だ」と叫んでいる。実際ニジンスキーの〈妄想〉世界は、麻原彰晃の〝虚言〟世界とは違い、全人類に対する彼のかけがえのない〈エロス〉の顕現の場であった。ニジンスキーはみずからの狂気のなかで神（すなわち完璧な愛そのもの）になることによってようやく、全人類をあまねく平等に愛することができるようになったのである。

このニジンスキーの事例なども使って、エロスと統合失調症との関係を論じた拙著[23]を読んで共感してくれた、精神病院に入院中のある統合失調症者の方からいただいた手記の一節を最後に紹介することにしたい[24]。たとえ不健全な〈妄想〉ではあっても、妄想にもそれなりの存在理由《レゾン・デートル》があることを、やはりそれもひとつの大切な「個人神話」であることを、その手記はとてもよく示しているからである。

私は自分が精神病だと言われても驚かない、そうかも知れないと思っているから。でも、それはただの病気ではない。それは私にとってかけがえのない人生であり、それこそ私が生きている理由であり、意味であり、またストーリーであるから。

人間には果てしなく意味がある。人間の心には大海のような意味が潜んでいる。人間の心のなかには意味の宝箱が隠されている。それと共にあることこそ、人間の心や行動のなかにある良い意味こそが、人間が受け取れる最高の果報なのだ。だが、病院はこう語る。「何ごとのなかにも意味はない。意味については忘れなさい。何についても意味を感じてはいけない。」

私は、誰であろう、ひとりの人間であり、魂であり、そして謙虚で、真剣で、神を愛し、祈り、歌い、人生をひとつの花のように、あのミューズを喜ばせるものにしたいと思っている。

できるかぎり、何も強制されたくない。医師には、家族の味方について欲しくない。医師には、頭がおかしいとは言われたくない。医師には、理解をもらい、家族から守ってもらいたいと願っている。

そして私は冒険を愛し、それは魂のなかでは続いている。医師や家族が、私の狂った思いに対して敵にまわるなら、ただ収監したり、強い薬を強制するだけでは、私には味方がいないから、私には死を選ぶしかなくなる。なぜなら、私の魂が罪だとされているからだ。私には味方が必要だ。神を、意味を、狂気を尊ぶことのできる誰かが。社会適合だけが、人間の目指すべてではない、と言ってくれる誰かが。人生には、冒険も危険も愛も勇気も必要だと、それはすべて自分の責任だし、家族がとやかく言うことではない、と言ってくれる誰かが。社会は狂気を容認すべきなのだ、と主張し、狂気のパトロンになってくれる誰かが必要なのだ。

そして私は、それでも、ないとわかりながらも解放の日を待ち続け、あるはずのないゴールに向かって、狂ったドンキホーテのように、奇妙なことを続ける。私は今、声の女とつきあっている。それから引き裂かれたくもない。

名前などどうでもいい、キリストであろうと、ブッダであろうと、ただの村の薄馬鹿でも、でも狂うとき、そこには美がある、そこには愛が待っている。そこには人生でながらく捜し求めた意味が待っている。狂った者の恋人、それは神だ。どうか狂うことをとがめないで欲しい。できれば、世界中の人間に「狂って」もらいたい、と私は願う。世界中が狂うならば、世界には正義が宿る可能性がある。世界中が狂うならば、神が想像上の人物や概念でなくなり、人びとの無意味ですぐに朽ち折れていく人生が変わる可能性がある。狂う者は尊い、狂う者は神に出会う可能性をもっている、狂う者は、誰が自分の本当の支配者か知っている、狂う者は運命を恐れない、狂う者は誇り高い、狂う者は清らかな夢を望んでいる、狂った者は歌う、狂った者は踊る、狂った者は、愚者たちを笑う。

麻原の虚言とは違い、この病者の妄想のなかには真摯なエロスの希求があること、エロスの悲痛な叫びがあることを感じていただけたら幸いである。

（1）ペルシア起源の太陽神ミトラを崇拝する密儀宗教。紀元前三世紀ごろに起こり、小アジアで発展し、紀元一世紀末ごろよりローマ軍団に採り入れられたためローマ帝国全域に広まった。ミトラの密儀は聖なる雄牛を殺すミトラの浮彫が刻まれた地下の聖堂でおこなわれた。ミトラ礼拝の最大の祭日は十二月二十五日の「不滅の太陽神の生誕日」で、冬至を過ぎた太陽の復活を表わし、クリスマスの制定に大きな影響を与えたといわれている。さらにはキリスト教で日曜日を休日とするのも、ミトラ教の太陽礼拝の祝日に感化されたものである。このようにミトラ教は、古代末期におけるもっとも有力な密儀宗教であったが、その後キリスト教に圧迫されて衰退した。

（2）Jung, C. G., The Structure of the Psyche (1931). *The Collected Works of C. G. Jung, Vol. 8*, Princeton University Press, Princeton, 1960.

（3）大天使とは普通の天使のように個人ではなく、集団や民族・国家を導く使命をもっている。歴史のなかでは大天使ミカエルが、ヘブライ民族を導いたことが有名である。人びとに神の意思を伝え、霊的な想像力をもたらす存在でもある。旧来の階級分類では最高クラスの天使とされていたが、十二 - 十三世紀の神学者たちによって成立したラテン語でコリ・アングリ *Chori angeli* と呼ばれる天使の九階級では下から二番目の第八階級に分類されている。A郎が述べているセレフとはこの天使の九階級で最高位に位置する熾天使セラフ（複数形でセラフィム）、またキルビムとはセラフのつぎに位置する第二階級の智天使ケルブ（複数形がケルビム）に由来しているのではないかと思われる。

（4）モノ・マガジン特別編集『インディアンの生き方』ワールド・ムック244（ワールドフォトプレス 二〇〇〇年）。

（5）十八世紀ごろまでは六千万頭以上もいて、かつてはアメリカの大平原を黒く塗りつぶすほどだったバッファローが、大陸横断鉄道が敷かれて西部にやってきた白人に皮の売買やたんなる娯楽のために次々と銃で撃ち殺され、十九世紀後半にはわずか数百頭にまで激減してしまったという。後に設けられた保護区域で数を取り戻し、現在は約五万頭が棲息しているという。

（6）ディー・ブラウン『わが魂を聖地に埋めよ（下）アメリカ・インディアン闘争史』鈴木主悦訳（草思社 一九七二年）／ラッセル・フリードマン『クレイジー・ホース』ぬくみちほ訳（パロル舎 一九九八年）。

（7）ニコラ・テスラ（一八五六 - 一九四三年）は旧ユーゴスラビア生まれの天才科学者にして発明家。今日の電力供給システムは彼が発明した交流システムに基づいている。その後、交流システムを完成させたテスラは電磁波の研究に向かい、無線やラジオの発明者となった。しかし晩年のテスラは「もし地球自体の定常波を見出すことができれば、拡大送信機の高周波を地球とのあいだに共鳴させることができ、地球全体を導体としてエネルギーの発生・送信が可能となるのではないか」と考えた。もしそれが可能ならば、莫大なエネルギーを低コストで発生させることができ、さらには世界中に自由にそれを送ることができるようになるのである。そうなれば電信電話はもちろんのこと、あらゆる情報やエネルギーが世界中に伝達される巨大な情報ネットワークが形成されると考え、それをテスラは「世界システム」と呼んだ。だがそれを具体化させるための資金が底をつき、壮大な夢の計画は潰えてしまい、その後しだいにテスラは「世界システム」の負の部分、すなわち地球破壊兵器の開発を夢想するようになってしまったのである。じつはオウム真理教もテスラの研究に深く傾倒していたことで知られており、実際テスラの発明をハルマゲドン兵器として利用すべく、一九九五年にはオウムのメンバー五人が「テスラ・ジャパン・ソサエティー」と名乗り、彼の秘蔵論文を求めてベオグラードのテスラ博物館にまで出向いている。

(8) ライヒについては以下の著作を参考としている——ウィルヘルム・ライヒ『性格分析 その技法と理論』小此木啓吾訳〔岩崎学術出版社 一九六六年〕（当書には小此木による詳細なライヒ論「ウィルヘルム・ライヒ その理論と技法の再検討」「訳者あとがき」の二篇が収載されている）／コリン・ウィルソン『性と文化の革命家 ライヒの悲劇』鈴木晶訳〔筑摩書房 一九八六年〕／ディビッド・Z・マイロヴィッツ『ライヒ』国永史子訳〔現代書館 一九九〇年〕／マイロン・シャラフ『ウィルヘルム・ライヒ（上・下）生涯と業績』村本詔司・国永史子訳〔新水社 一九九六年〕——シャラフはライヒの弟子・患者・共働者として長年にわたって身近にライヒを体験しており、内側からライヒを見ているがもっとも公平で、ライヒの優れた面も病的な面も平等に正しく評価しているので、シャラフの著作を主要文献として使用している。ウィルソンの著作は外部の人間が書いたライヒの評論としてはもっとも公平なものではあるが、フロイト嫌いの著者がフロイト批判の材料としてライヒをもち出したというバイアスを多少考慮する必要がある。小此木の論文は精神分析家の立場からの評価をよく表わしている。

(9) このオルゴンという造語は、オーガズム *orgasm* と有機生命体を意味するオーガニズム *organism* に由来している。

(10) セント・エルモとは船乗りの守護聖人で、船のマストや教会の尖塔など、とがったものの先端が空中放電のために火花を出したり輝いたりする現象。

(11) 軽蔑してセックス・ボックスないしはオルゴン・ボックスとも呼ばれており、世間的にはオーガズム能力を高めるために内部には性的な絵や文句が書きなぐられた卑猥な箱であると見なされているが、実際には箱の内部は無地の亜鉛メッキ鋼板であり、まったく根拠のない誹謗といえよう。しかしこのようなイメージが流布しているところに、当時世間からライヒがどう見られていたかがよくわかる。

(12) 日本の厚生労働省に相当。

(13) この鑑定は、従来から精神病であると噂されていたライヒをあえて起訴したＦＤＡの面目を保つためのものであったと同時に、鑑定委員会の精神科医のなかにもライヒに対する根深い憎悪があり、なにがなんでもライヒに刑罰を科したいという思いがあったのではないかと推察されている。

(14) ユージン・ミンコフスキー『精神分裂病 分裂性性格者及び精神分裂病者の精神病理学』村上仁訳〔みすず書房 一九五四年〕。

(15) ライヒは不幸な生い立ちの影響と父親ゆずりの癇癪と強い猜疑心などのため、三度の家庭生活およびその他多くの女性関係はすべてうまくゆかず、親友といえる友人もなく、師匠・同僚・弟子とのあいだにも良好で永続的な関係性を終生築くことができなかった。

(16) FDAは一九四七年八月にライヒの調査を開始しているが、最終的に告訴に踏みきったのはそれからじつに六年半もたった一九五四年二月のことである。

(17) 一九四八年三月に出されたFDAの報告書には、「不満な使用者はひとりもつきとめられず、インタヴューした人はみな結果にきわめて満足し、装置のおかげだと考えている」と記されていることからもわかるように、ライヒに対する不利な供述書が患者側からは入手できないことでFDAは困惑していたのである。

(18) もっとも、一九五四年にFDAから詐欺で訴えられてから急に贅沢な暮らしを始めている。あたかも「もう何年ものあいだ研究一筋にすべてを犠牲にして生活してきたのに……。金儲けのための詐欺をしていると非難するなら、実際にそうしてやろうじゃないか」と開き直ってしまったかのようである。

(19) レイチェル・カーソン『沈黙の春』青樹簗一訳〔新潮文庫　一九七四年〕。

(20) 中井久夫「分裂病の発病過程とその転導」『分裂病の精神病理　3』木村敏編〔東京大学出版会　一九七四年〕。

(21) 木村敏「分裂病の時間論　非分裂病性妄想病との対比において」『分裂病の精神病理　5』笠原嘉編〔東京大学出版会　一九七六年〕。

(22) 「バイオエナジェティックス」「コア・エナジェティックス」「プライマル・セラピー」「ゲシュタルト・セラピー」などの身体志向的アプローチの根はライヒにあるといえる。

(23) 武野俊弥『分裂病の神話　ユング心理学から見た分裂病の世界』〔新曜社　一九九四年〕。

(24) 個人的面識がまったくない方からの匿名の手紙というかたちで私に寄せられたものなので、本書に掲載することへの著者の了解は得られていないものの、その内容は私の胸をとても強く打つものがあり、精神科医や臨床心理士など精神病治療に関わる少しでも多くの方々にぜひ読んでいただきたくて、またそうすることが著者の意にかなうものであると信じ、あえて掲載させていただくことにした。このような事情があるため、個人的情報に関わる部分はすべて省略するか内容を損ねない程度に変更してある。

終章　神話を生きるために

西洋各国語の「神話」の語源となっているギリシア語のミュートス *mûthos* は、ロゴス *lógos* とともに元来「言葉」を意味している。しかしドイツのギリシア神話研究者ヴァルター・オットーによると、ロゴスが「考えられ、意味深く、説得的」な言葉であるのに対して、ミュートスは「生じたことや生ずる定めとなっていること」についての言葉であり、「それを述べることによって事実となる権威ある」言葉であるという[1]。すなわちロゴスは事実や真実 *truth* そのものを表わす言葉であり、ミュートスは語られることによってはじめて事実や真実となる、つまり現実 *reality* となる言葉である。「神話」とはリアリティを語る言葉によってつむぎ出された物語ということもできよう。とすれば、〝虚言〟を表わすふたつの言葉〔序章および第一章の冒頭〕のうち pseudologia は「事実や真実を語っていない偽りの言葉」ということになろう。そして mythomania とは「リアリティを物語るという行為それ自体の病」ということになるのであろう。

虚言・妄想・生きた神話

本書でこれまで述べてきたことをふまえたうえで、ここ終章では、そのようなふたつの意味合いをもつ〝虚言〟と〈妄想〉および《生きた神話》とを比較検討しつつ、それらの相違をまとめてみたい。エロスの観点と、自我と無意識の関係性の観点というふたつの方向から考察することにする。

いかに現実とつながるか

エロスの観点からすると、〝虚言〟とはエロスそのものの完全な欠如態といえよう。エロスがないので当然そこには、相手や場を操作し支配しようとする「パワー原理」が生まれてくる。それが虚言の主な動因となるものである。

それに対して〈妄想〉とは不健全で一面的なエロスから生まれてくるものである。すなわちエロス原理の明るい光の側面と暗い影の側面の統合に悩み、エロスと現実の相克に苦悶し、この明暗ふたつの側面を現実のなかで和解させることができずにそれを分裂させてしまい、エロスの明を天上のファンタジーの世界に、エロスの暗を地上の現実の世界に投影し、けっきょくは一面的に、光り輝く「天上の幻想世界」へと逃避してしまう病者のありようから妄想がもたらされるのである。われわれの生を導くものは、時として破壊的な憎悪さえも含む全体的な丸ごとのエロスなのだが、統合失調症者はエロスがもつこの暗黒面に耐えきれず、エロスの光り輝く側面だけを追い求めようとして、あげくはエロスを光と影とに分裂させてしまう。分裂されたエロスの暗黒面は地上に投影し、他方の光り輝くエロスの側面だけを天上に投影させて、そこに逃避すべく地上から天上へと飛翔してしまうのである。エロスは明暗あわせた全体としてしか生きたものとしては存在しえず、エロスの暗黒面、すなわちその半面を拒否すれば、病者はけっきょく、生きたエロスそのものを失ってしまうことになるのである。もはや病者の世界には天上的なエロスの幻想しか存在しておらず、地上におけるエロスは死んでしまったも同然となる。したがって外的現実との生きたつながりを喪失してしまい、病者はただ内的現実である幻想の世界とだけつながって生きることになる。

しかし《生きた神話》というものは生きたエロス（丸ごとの全体的なエロス）を基盤にもっている。そのため当然、その生きたエロスのはたらきを通じて、内的現実とも外的現実ともしっかりとした「生きたつながり」をもち、内的にも外的にも世界全体と生き生きと丸ごとつながっているのである。

どのように無意識とつながるか

一方、自我と無意識の関係性の観点から眺めてみると、〝虚言〟は主として自我が作り出したものといえる。たとえその素材を無意識から（メスマーの例〔第六章〕などに見られるように時として集合的無意識からのこともあるが、ほとんどの場合は個人的無意識から）得ることはあっても、その無意識の素材を自我が、自分の好きなように、都合のよいように自分勝手に、願望充足的に歪曲・加工してしまうのである。したがって自我と無意識とのあいだには関係性は成立しておらず、たとえあったとしても相互性は完全に欠如している。ただしそれは、エロスそのものが欠如しているという虚言症の病理性を考えるならば当然の帰結といえよう。

〈妄想〉の場合は、無意識の内容を自我が、イメージおよびメタファーとしてではなく、まさに文字どおりにそのものとして具象的に受けとめすぎたことから生じてくるものである。すなわち、妄想の源は無意識にあるが、ただ自我がそれを健全に受けとめることに失敗したことから妄想は生まれたと考えるべきであり、虚言のように自我が妄想を作り出したとはいいがたい。それは基本的に自我の受けとめ方の問題であり、自我の能動的な作為のはたす要因は虚言にくらべてはるかに少ないといえよう。一面的なエロスの歪みの反映として、自我と無意識の関係性にも歪みが生じ、自我が無意識の内容を正しく受けとめられなくなったのである。

しかし《生きた神話》というものは、生きたエロスの介在によってもたらされた、自我と無意識との相互的で創造的な（ユングによれば弁証法的な）関係性のなかから織りなされてくるものである。生きた神話とは、自我と無意識の生きた関係性を象徴するものなのである。

操作性と因果律の問題

麻原彰晃の場合〔第一章〕に端的に示されているように、嘘つきはその〝虚言〟によって相手を操作し支配しようとする。しかし統合失調症者は〈妄想〉によって相手を操作したり支配したりしようとはしない〔第八章〕。そして《生きた個人神話》はもちろん非操作的・非支配的なものであり、その点では、虚言とは違って妄想も、不健康ではあるが個人神話に属するものである。したがって虚言から生きた個人神話をつむぎ出すことはむずかしいが、妄想から生きた個人神話をつむぎ出すことは可能なのである。虚言に比べると妄想のほうが精神療法の余地があり、可能性があるといえよう。

〝虚言〟には無意識の関与がなく（素材としてはあっても、虚言の形成過程には無意識は関与していない）、自我だけが作り出すものなので、操作的になりやすいものと考えられる。純粋な無意識のはたらきには操作性はないが、自我には（少なくとも西洋的近代的自我には）強い操作性が認められるのである。この自我が生み出す操作性・支配性は「因果律」を利用することが多い。無理やりに操作し支配しようとする場合は、それは偽りの因果律となることが多い。そのため麻原彰晃のようにエセ科学的宗教を生みやすくなってしまうのである。

自我ないし意識は（少なくとも現代文明人の自我意識は）「因果律」に基因しており、そこから自然科学の驚異的な発展が生まれた。一方、無意識および魂はその本質が非因果律的であるので、そこから生まれる神話というものは当然「非因果律」に基因することになる。

自我／意識 ↔ 因果律 ↔ 自然科学
無意識／魂 ↔ 非因果律 ↔ 神話

すなわち「自我／意識・因果律・自然科学」の三つ組と「無意識／魂・非因果律・神話」の三つ組とがうまくかみあい、生きた関係性が成立しているとき、そこに《生きた神話》が生まれてくるのである。そして、前者の三つ組だけが暴走すると〝虚言〟が生まれやすく、このふたつの三つ組の関係性が不健全となりうまく機能しなくなると〈妄想〉が生まれやすくなるといえる。

ところで、虚言を表わすのに mythomania という言葉を使うため、「神話の狂気（病んだ神話）とは無意識の〈神話産生機能〉が病んでいることだ」という誤解が生まれやすいが、実際に病んでいるのは自我（あるいは自我の無意識に対する関係性）であることを忘れてはならない。無意識（とりわけ集合的無意識）は[2]、正常でもあり異常でもある。健康でもあり不健康でもある。すなわちすべてをふくんだ全体的なものなのである。したがって無意識自身は病んでもいないし、健康でもない。あるいはまた、病んでもいるし、健康でもあるともいえる。それ自身は中立的なものなのである。

ファンタジーとイマジネーション

麻原彰晃のような虚言者のことを空想虚言症 *pseudologia phantastica* と診断するが、なぜ「空想」という言葉が使われているのか、ここで考えてみたい。完全に意識的 - 意図的に嘘をついて他人を欺き利益を得ようとするのは詐欺師・ペテン師の類であるが、〝空想虚言者〟の場合は、詐欺師のように完全に自我だけの創作ではなく、空想を基に（あるいは空想を種にして）、それからあとは自我だけがはたらいて虚言世界を構築してゆくのである。すなわち、自我と無意識の相互作用が織りなす想像（すなわちイマジネーション）とは違って自我のはたらきが大部分であるとはいえ、百パーセント自我だけが作り出したものともいえないのである。

第一章で論じたように空想（すなわちファンタジー）とは、自我による自我のための願望充足から生まれてくる自己中心的なものであり、無意識の関与があったとしてもせいぜい個人的無意識のレベルにとどまり、集合的無意識の関与は基本的になく、しかも自我は無意識を搾取するばかりで相互性は欠如している。換言すればファンタジーとは、自我と個人的無意識との協働作用で願望充足的に作られたものといえよう。これに対してイマジネーションとは、個人的無意識も集合的無意識も含んだ無意識の全体と自我との相互作用・相互関係のなかから生まれてくるものなのである。

ユングはファンタジー（空想）とイマジネーション（想像）を同義で使うことも多いが、基本的には両者を明確に区別している。たとえば『心理学と錬金術』のなかでユングは両者をつぎのように区別している。[3]

「想像力《イマギナティオ》 *imaginatio*」はここでは、この語の古典古代的用法どおり、本ものの、文字どおりの想像力、すなわち「心の内に像を結ぶ力 *Einbildungskraft*」と解されている。それの対照として持ち出されている「空想《ファンタシア》 *phantasia*」は、空虚な想いという意味で、すなわち「おもいつき *Einfall*」という意味で用いられている。……「想像力《イマギナティオ》」とは（内的な）像の能動的喚起であり、しかもそれは「自然の導きによる *secundum naturam*」。すなわちそれは本当の思惟、本当の表象行為であって、あてもなく、とりとめもなく、「漠然たる物想いに耽り」、いろいろな対象と遊び戯れることではなく、自然によって心の内に与えられているものを、自然の姿そのままに想い描いた表象という形で捉えることである。この行為を錬金術師たちは「作業《オプス》 *opus*」と呼んでいる。

このようにしてユングは、錬金術の過程にも等しい精神療法の作業《オプス》も、空虚な空想《ファンタシア》によってではなく、真の想像力《イマギナティオ》によってなされなければならないことを主張している。

ギリシア・ローマの古典時代、夢には「真実の夢」と「虚偽の夢」というふたつの根本的な区別がなされていたという。[4] すなわち、磨かれた角の門 *porta cornea* を通って出てくる実現しうる真実の夢と、挽き切られた象牙の門 *porta eburnea* から出てくる実現せぬ言葉を伝えて人を欺く虚偽の夢があるという。象牙の門から出てくるのはファンタジー（空想）由来の夢であり、角の門をとおって出てくるのがイマジネーション（想像）に基づく夢ということになろう。前者の象牙の門から出てくるファンタジーとそれ由来の夢の性質は、ロミオに対する友人マキューシオのつぎの台詞がまさに典型的に示してくれている。[5]

とにかく夢の話だからな。

閑人の頭を親にして、とりとめもない空想から生まれる子供、
しかもその空想って奴がさ、まるで空気のように、
実質《なかみ》は空っぽ、その上に、気紛れって点じゃ、風よりひどい。

またミルチャ・エリアーデによれば、[6] イマジネーション（想像）は、範例的モデルつまりイメージに倣い、それらを再生産し、ふたたび実在的なものとする。そしてイマジネーションをもつこと、それは世界をその全体性のうちに見ることであるという。なぜならイメージの力と使命は、概念にどうしても従おうとしないすべてのものを表現することだからである。イメージはその構造上、多価的なものである。もし精神がイメージを用いてその事象の究極の実在を把握するとすれば、それはまさしく、その実在が矛盾した仕方で顕現するからであり、したがってもろもろの概念によっては表現されえないからである、とエリアーデは述べている。さらに、イメージとはそのようなものであるならば、それが「真のもの」となるのは、もろもろの意味の束としての限りにおいてのみであり、「その意味作用のどれかひとつ」あるいは「多くの関係づけの枠組みのなかのただひとつ」のものとしてではけっしてありえない、とも述べている。

すなわち生きたイメージとは多義的なものであり、矛盾を内包したものなのである。第六章で紹介した歴史上もっとも有名な詐称者フェルディナンド・デマラがいみじくも語っているように、優秀な嘘というのは部分の統一や構造的整合性があり、そのため真実そのものよりもはるかに真実らしく聞こえてしまうものである。つまり第一級の嘘は真実よりも逆に整合性・首尾一貫性をもっている。本当の真実すなわち「生きた現実」というものは無意識に根ざした豊かな矛盾をはらんだものなのであり、それを表わす《生きた神話》の本質も、それゆえにまさにこの矛盾そのもののなかに潜んでいるといえよう。

精神療法家として神話を生きる

神話の生命力の本質が矛盾のなかにあるからこそ、第四章で呈示したように〝嘘つきは精神療法家のはじまり〟でもあることを深く自覚することがとても大切なこととなる。ペテン師・ニセ医者は神話賦与者としてのわれわれの〈影〉である。かつて多くの若者（とくにエリートといわれる若者）が麻原とそのカルトに魅了され、そこに集まり人生を棒にふったが、いまやオウムに代わって心理臨床の世界がふたたび多くの有為の若者に夢を与え、吸引している現状を見るにつけ、心理臨床ワールドに集う多くの若者が、かつてのオウム信者のようにそれによって一生を台無しにしてしまうことのないよう祈らずにはいられない。

そのためには、これから臨床の世界に入ろうとする若い人たちには、なんにせよ「盲信しないこと！」、つねに「半信半疑であること！」、そしてけっして「一面的にならぬこと！」をぜひとも守っていただきたいと思う。生きた現実のすべての事象は相対的なものであり、その背後にある両価的で相矛盾しあう元型どうしの、両極間のダイナミズムの表われなのである。したがって絶対的なものをやすやすとは信じないこと、とらわれないことが肝要となる。虚言者に堕することなく神話を生きる精神療法家となるために、われわれは「つねに信じ、つねに疑う」、すなわち「つねに熱く、そしてつねに冷めている」という錬金術的両義性のような高度の矛盾を生きることを、強く要請されているのである。

その点を誤ると、〝嘘つきは精神療法家ならぬ泥棒のはじまり〟に本当になってしまう。泥棒になるということはすなわち、人のものを盗むことである。つまり患者やクライアントの「もの」を盗み取ることになる。それはたんに金銭的なものだけではなく、心的エネルギーなどを含めたもろもろのものを盗ること、それこそいろいろな意味で患者やクライアントのことを治療者が搾取し食い物にしてしまうことなのである。場合によっては、患者の人生そのものを治療者が奪ってしまうことすらある。

たとえば安定して確実だが退屈で凡庸な日々を過ごしている治療者が、患者をして自分のかわりに波乱万丈で面白い人生を生きさせるよう仕向ける場合などのように、治療者が自分自身の人生を生きるかわりに、みずからが密かに望む人生を患者に生きさせようとするなら、その行為は患者の人生を食い物にしているといえる。治療者が自分はなんら傷つくことなく、本当は自分がしたい冒険を、患者をけしかけ自己実現のためのチャレンジと称しておこなわせること、たとえば恋のアバンチュールに向かわせたり、いちかばちかの投機話に乗らせたり、勝算の疑わしい勝負に思い切って打って出させたり、破滅覚悟の英雄的行為に駆り立てたり、治療者にはおおいに関心があっても患者の自己実現にはなんら関係のなさそうな領域に足を踏み入れさせたりなどの挑発行為は、治療の名を借りた搾取行為にすぎない。

この種の泥棒的治療者とならぬためにも、治療者はたえず「治療者の影」である〝虚言者〟の存在に注意深く目を凝らしていなければならないのである。

治療者として神話を生きるためには、たしかに矛盾を生きなければならない。そして矛盾を生き抜くとき、ある種の虚偽性をも生きなければならなくなる。したがって、治療者としてある種の虚偽性を生きざるをえないのは事実である。しかしそのことをキチンと自覚して、「はたしてこの虚偽性が治療に通じるものなのか？　それともたんなる泥棒のはじまりなのか？」と、たえず自分自身に問うていかなければならない。また、そうすることが治療者としての重要な責務といえよう。

（1）大林太良「総説　神話学の方法とその歴史」『世界神話事典』大林太良・伊藤清司・吉田敦彦・松村一男編〔角川書店　一九九四年〕。

（2）個人的無意識だけを見れば、不健康なだけの無意識というものもありうる。なぜなら、自我が一面的に片寄っていれば、それに相応して個人的無意識もその対極で一面的に片寄ってしまうからである。すなわち、あまりにも一面的に「健康」そうに見える自我の持ち主の個人的無意識は、往々にして不健康なものである。

（3）カール・グスタフ・ユング『心理学と錬金術　Ⅰ』池田紘一・鎌田道生訳〔人文書院　一九七六年〕。

（4）ジャック・ルゴフ『中世の夢』池上俊一訳〔名古屋大学出版会　一九九二年〕／スティーヴン・ブルック編『夢のアンソロジー』小川捷之・石井朝子訳〔誠信書房　二〇〇〇年〕。

（5）ウイリアム・シェイクスピア『ロミオとジュリエット』中野好夫訳〔新潮文庫　一九五一年〕。

（6）ミルチャ・エリアーデ『イメージとシンボル（エリアーデ著作集　第四巻）』前田耕作訳〔せりか書房　一九八八年〕。

あとがき

奇しくも本書と同じく新曜社から十年ほど前に出版された『分裂病の神話――ユング心理学から見た分裂病の世界』は、私が精神科医になってからスイスのユング研究所に留学するまでのちょうど十年間の臨床経験をまとめたものであった。それに対して本書は、スイス留学を経て、ユング派の分析家・精神療法家として開業してからの新たなこの十年強の臨床経験をまとめたものである。

留学前の私の臨床経験は単科精神病院での入院統合失調症者を主体とするものであったが、開業後の私は、クリニックとはいえ自由診療で一時間にひとりの枠の完全予約制という新たな枠組のなかで、統合失調症のみならずより広範囲の病や人生上の課題を抱えて、現実の日常の場（精神病院という、保護されていると同時に隔離もされている非日常的な場ではなく）のなかで苦労しつつも多様な生き方をしているさまざまな人びとと出会えるようになった。開業精神療法家としての私の臨床実践は、生きることと病むことの多様性と個性を、そしてその深みと重みを、日々痛感させられる体験であると思っている。本書は、私と出会った多くの患者さんたちとのこうした日々の臨床実践のなかからつむぎ出されたものであり、いわば私と患者さんたちとの共同作品である。K介氏をはじめとして本書に登場してくる方々も、またそうでない方々も含めて、この共同作業に貢献してくださった多くの患者さんたちに深く感謝の意を表したい。

じつは本書は、『分裂病の神話』で提示したテーマをさらに発展・拡充させたものといえる。すなわち、前書で掲げられた「生きた個人神話とはなにか」という同一のテーマを、〈統合失調症〉という前書の切り口とは異なる視点からさらに追求しようと試みたものである。その意味で本書は前書の姉妹篇ともいえるものであり、前書とあわせて読んでいただけると幸いである。

ユングはブルクヘルツリ精神病院を辞し個人開業での精神療法に専心しようと決意したとき、もう統合失調症者の治療はできないものと覚悟していた。ところが実際は、むしろ精神病院から離れて市井のなかに身を投じてはじめて、統合失調症の全貌が真に理解できるようになり、その治療経験もいっそう豊かになったと告白している。開業してはじめてユングは、精神病院に入院して精神科医の目にふれる患者は統合失調症者のごく一部にすぎず、大多数は潜在性ないしは軽症の病者であり、統合失調症者として認められることなく世の中で日々を過ごしていることに気がついたのである。

ユングが実感したように私も開業後、そのような潜在性の統合失調症の方々と出会うことが多くなったが、そのおかげで臨床の幅が広がったのは嬉しいことである。また近年は、とりわけうつ病圏や発達障害圏の患者さんの数が急速に増え、私のクリニックにおける症例数としてはいまや狭義の統合失調症圏の患者さんをはるかに凌駕するようになっている。これらの新しい臨床経験をふまえ、十年後にでも、さらに別の切り口から新たな一書が、すなわち前書と本書にひき続く個人神話の三部作とでもいうべきものが完成できればと願っている。

なお本書は、平成十五年九月十二日に国立京都国際会館にておこなわれた日本心理臨床学会第二十二回大会ワークショップでの講演「神話を生きる人・虚構を生きる人・妄想を生きる人」の内容を核として書きおろし、本のかたちに発展させたものである。その大会の準備委員長をされておられた京都大学大学院教授・山中康裕先生がこの春に定年退職されるとうかがい、私の臨床上の師でもある山中先生の学恩に報いるべく、私からの退官記念として差し上げたいとの思いで本書を執筆しはじめたが、臨床の合間に暇を見つけての執筆のゆえ思いのほか時間がかかり、先生の御退官に出版が間に合わなかったのは残念である。しかし、拙い内容ではあるが本書を山中先生の退官記念として捧げることをお許しいただくと同時に、これまでの御指導に対してこころよりお礼申し上げたい。

本書は、ユング派のみならず精神療法全般に関心のある方々を読者として念頭においている。しかし本書はまた、心理臨床学会での研修講演をもとにしているという経緯もあり、とりわけこれから精神療法を学ぼうとしている若い心理臨床家たちを読者として意識してもいる。臨床の道を目指す多くの若い方々の一助となれば、著者としてこれにまさる喜びはない。

最後になったが、新曜社の津田敏之氏からの触発と助力なしには本書の完成はかなわなかった。ユングが唱える真に弁証法的なやりとりを通じて、本書は誕生することができた。津田氏のソクラテス的産婆術のみごとな手腕に深く感謝する次第である。ここに記して厚くお礼申し上げたい。

地下鉄サリン事件発生からちょうど十年目にあたる
二〇〇五年三月二十日

武野 俊弥

著者略歴

武野俊弥（たけの・しゅんや）

1953年東京生まれ。1978年、東京医科歯科大学医学部卒業。四倉病院にて副院長・院長を歴任した後、1988〜1991年、スイス・チューリッヒのユング研究所に留学し、ユング派分析家資格を取得。1992年より精神療法・精神分析専門のクリニックを開業。現在、武野クリニック院長、医学博士。

おもな著訳書に『分裂病の神話』（新曜社）、『ユング派の心理療法』（共著 日本評論社）、『ユング派の臨床』（共著 金剛出版）、『心理臨床の治療関係』（共著 金子書房）、『境界例・重症例の心理臨床』（共著 金子書房）、『心理療法と物語』（共著 岩波書店）、『精神医学文献事典』（共著 弘文堂）、チャプマン『サリヴァン入門』（共訳 岩崎学術出版社）などがある。

新曜社 嘘《うそ》を生きる人 妄想《もうそう》を生きる人
個人神話の創造と病

初版第1刷発行 2005年9月2日

著 者 武野俊弥

発行者 堀江 洪
発行所 株式会社 新曜社
〒101-0051 東京都千代田区神田神保町2-10
電話(03)3264-4973(代)・FAX(03)3239-2958
e-mail info@shin-yo-sha.co.jp
URL http://www.shin-yo-sha.co.jp/

印 刷 亜細亜印刷株式会社
製 本 イマキ製本所
Printed in Japan

ISBN 4-7885-0960-1 C 3011